LA CÉPHALOMÉTRIE EXTERNE

APPLIQUÉE A L'ACCOUCHEMENT PRÉMATURÉ PROVOQUÉ

Par le Dr M. PERRET

L'accouchement prématuré artificiel dans les limites indiquées par Budin et Bar pouvant rendre de signalés services dans un grand nombre de cas de rétrécissements du bassin, tous les efforts des accoucheurs doivent tendre à préciser, le plus exactement possible, l'époque à laquelle on doit provoquer l'accouchement : le plus tard possible pour l'enfant, mais cependant assez tôt pour que l'accouchement ait lieu sans trop de difficultés.

Parmi tous les facteurs qui entrent en jeu au moment de l'accouchement, un des plus importants est certainement le volume de la tête fœtale, et en particulier l'étendue du diamètre bi-pariétal, puisque c'est lui ou un diamètre voisin, intermédiaire entre lui et le bi-temporal qui se place au détroit supérieur de l'excavation suivant le diamètre antéro-postérieur du bassin, c'est-à-dire suivant le diamètre le plus petit de ce détroit.

Une autre cause pour laquelle ce diamètre est intéressant à connaître, c'est que c'est lui qui se réduit le moins sous l'action des contractions utérines, sa réduction ne dépassant pas 5 millimètres.

La mensuration directe du diamètre bi-pariétal étant impossible, on a cherché à l'évaluer indirectement.

Ahlfeld en 1871[1] indique un premier procédé : Il recherche la longueur du fœtus, et en déduit la grandeur des diamètres bi-pariétal et bi-temporal correspondants.

Il avait trouvé que la longueur du coccyx au sommet de la tête fœtale était à peu près la moitié de la longueur totale du corps et cette distance est, disait-il, égale, pour les multipares, à la distance qui sépare le pôle supérieur du fœtus (reconnu à l'aide du palper et du ballottement) du bord supérieur de la symphyse pubienne.

---

[1] AHLFELD : Bestimmùngen der Grösse ùnd der Alters der Frùcht von der Gebùrt. (*Arch. für Gynäkologie.*) Berlin 1871, p. 355.

Chez les primipares à cause de l'engagement de la tête, il mesurait directement cette distance avec l'aide d'un compas, dont l'extrémité de l'une des branches était placée à travers le vagin sur la tête fœtale, et l'autre sur l'extrémité supérieure du fœtus reconnue, comme cela est indiqué précédemment.

Cette méthode, sujette à trop de causes d'erreur, n'eut aucun succès et fut même abandonnée par son auteur.

Dubois déduit la grandeur du diamètre bi-pariétal de l'âge de la grossesse.

Pour lui le diamètre bi-pariétal mesure 7 cent.   à 7 mois
      —   —   —   8 cent.   à 8 mois
      —   —   —   8 cent. 1/2 à 8 mois 1/2
      —   —   —   9 cent. 1/2 à terme.

Mais nous savons combien il est difficile de préciser le début d'une grossesse, la date de la dernière époque menstruelle étant souvent incertaine; puis lors même qu'on la connaîtrait, il est impossible de connaître celle du coït fécondant. C'est donc là un renseignement tout à fait insuffisant et trop souvent inexact.

Le procédé de Gönner et celui de Bruyère appréciant le poids du fœtus d'après des mensurations prises sur le pied ne peuvent être utilisés dans le cas qui nous occupe, puisqu'ils exigent que le membre inférieur soit déjà hors des organes génitaux.

Le 14 avril 1875, devant la Société obstétricale d'Édimbourg, le Pr Matthews Duncan s'exprimait ainsi [1] : « La craniométrie intra-utérine ou la mensuration des dimensions de la tête du fœtus avant la naissance est certainement destinée à avoir une grande importance, en raison des renseignements de la plus haute valeur qu'elle peut fournir au médecin pour le guider dans le traitement des accouchements rendus laborieux, soit par l'existence d'un vice de conformation du bassin, soit par une autre cause de rétrécissement du canal génital, soit par une augmentation de volume de la tête.

Il y a bien des années que j'ai appelé l'attention du corps médical sur cette négligence remarquable en ce qui concerne la craniométrie intra-utérine, tandis que la pelvimétrie, qui a tant de rapports avec elle, est et a été depuis longtemps l'objet de nombreuses recherches et d'expériences qui ont fourni des résultats précieux pour la pratique.

Il est superflu de montrer quelle serait l'importance clinique de

---

[1] Matthews Duncan. — *Sur le mécanisme de l'accouchement normal et pathologique.* — Trad. de P. Budin. Paris, 1876, p. 445.

la craniométrie intra-utérine, je n'insisterai donc pas sur ce point
Elle serait le complément naturel de la pelvimétrie, complément
qui nous fait actuellement défaut : chacune d'elles, dans chaque
cas particulier ajoutant de l'importance et de l'intérêt à l'autre.
Elle nous fait d'autant plus complètement défaut que la pelvimétrie la mieux pratiquée est imparfaite, et cette imperfection est
clairement indiquée par l'apophthegme de Dubois et de Credé qui
conseillent d'attendre, principalement dans le premier accouchement, même si le bassin est considérablement rétréci, pour voir
ce que les forces naturelles sont capables d'effectuer : l'utilité de
ce conseil est démontrée par des faits d'accouchements spontanés,
entre les mains de praticiens instruits et expérimentés, alors qu'on
s'attendait à être obligé de pratiquer l'opération césarienne et
que tout était préparé pour cela. »

En 1894, j'indiquai une méthode nouvelle qui permet de mesurer directement le diamètre *occipito-frontal* de la tête fœtale et d'en
déduire la grandeur du diamètre *bi-pariétal*.

Cette méthode est basée sur un certain nombre de recherches
que je rappelle brièvement ici.

Ayant mesuré 120 têtes fœtales ayant un diamètre bi-pariétal
oscillant entre 83 et 87 millimètres, en moyenne 85 millim., 3,
j'ai trouvé que la moyenne des diamètres occipito-frontal corres-
pondant était de 24 millim., 9.

Sur 97 têtes fœtales ayant un diamètre bi-pariétal variant entre
79 et 82 millimètres, en moyenne 80 millim., 4, les diamètres O. F.
correspondants étaient de 105 millim., 7, soit une différence de
25 millim., 3.

Dans 64 autres cas, le diamètre bi-pariétal variant entre 75 et
77 millimètres la différence entre les deux diamètres O. frontal
et bi-pariétal était en moyenne de 25 millim., 7.

Et enfin sur 47 diamètres B. P. variant entre 68 et 71 millimètres, en moyenne 70 millimètres, la différence entre les deux diamètres considérés était de 23 millim., 2.

Nous en avons conclu qu'étant donné un diamètre B. P. variant
entre 70 et 85 millimètres, la grandeur du diamètre O. F., corres-
pondant est en moyenne de 25 millimètres plus grand et récipro-
quement.

Nous savons qu'à terme cette différence de 25 millimètres entre
les deux diamètres est la moyenne admise.

Si donc on pouvait mesurer ce diamètre O. F. il suffirait d'en
retrancher 25 millimètres pour avoir la grandeur du diamètre
B. P.

La recherche du diamètre O. F. est précisément l'objet de notre méthode, en voici la description :

La femme étant couchée sur le dos, on place les mains de chaque côté du ventre comme lorsqu'on veut reconnaître si la tête est engagée ou non ; si elle l'est, inutile d'aller plus loin, l'accouchement peut se faire, mais si elle ne l'est pas, on la place autant que possible en position transverse : les draps et les couvertures sont roulés sur la face antérieure des cuisses, et forment ainsi un coussin qui supportera tout à l'heure l'arc gradué du céphalomètre de Budin dont on va se servir.

On saisit l'extrémité des branches de cet instrument tout près du bouton terminal, et de manière que ce bouton soit maintenu entre le médius et l'annulaire par l'extrémité de la phalangette de chacun de ces doigts et on recommence le palper de la tête.

On applique ainsi, en même temps que la pulpe des doigts, les boutons du céphalomètre l'un sur le front, l'autre sur l'occiput ; l'instrument étant ainsi placé, on lit sur l'arc gradué l'écartement des deux branches, on retranche de la grandeur trouvée l'épaisseur de la paroi abdominale que l'on obtient en faisant un pli à cette paroi et en mesurant l'épaisseur de ce pli. Le reste de la déduction représente la grandeur du diamètre O. F., et si on se rappelle que chez un fœtus à terme le diamètre B. P. mesure 25 millimètres de moins que le diamètre O. F., en retranchant 2 centim., 5 de la dimension trouvée tout à l'heure, on aura la grandeur du diamètre B. P.

J'ai présenté à la Société d'obstétrique de Paris un céphalomètre destiné à cet usage et que je crois d'un maniement plus facile [1], j'en donne le dessin ci-contre.

C'est un compas dont les branches sont courbées comme celles d'un compas sphérique, mais il présente deux dispositions particulières :

1° A l'extrémité de chaque tige se trouve une lame de métal aplatie, qui, grâce à sa forme, peut être facilement saisie et maintenue entre deux doigts.

Cette lame peut tourner suivant son axe, dans une virole qui termine la branche du compas. Elle laisse ainsi aux doigts de l'opérateur une grande liberté de mouvements.

Quand les doigts sont en place, l'extrémité de la lame qui répond à la face palmaire et la dépasse est munie d'un bouton

---

[1] *Bulletin de la Société d'Obstétrique de Paris*, Séance du 9 mars 1898.

convexe. Ce bouton doit être appliqué sur le point de repère choisi.

Quand on veut se servir de l'instrument, on place la lame entre le médius et l'annulaire. Les doigts explorent alors une surface quelconque comme si aucun corps étranger n'était interposé entre eux ; s'il s'agit de la tête, les doigts en reconnaissent facilement les différents points, et, partout où ils vont, l'extrémité du compas saisie entre eux est prête à se fixer sur les points où ils s'arrêtent.

On peut ainsi déterminer aisément les extrémités, et, par suite, la grandeur d'un diamètre quelconque.

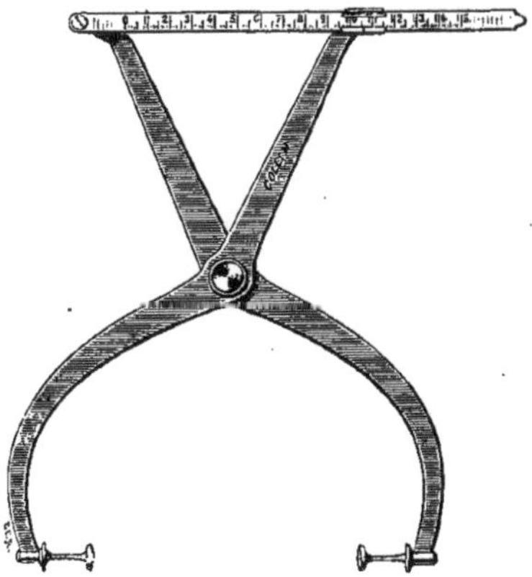

Céphalomètre.

2° La tige graduée de l'instrument est divisée en millimètres. Elle se meut librement dans une glissière qui porte un index en face duquel on lit l'écartement des boutons du céphalomètre.

Quels sont les résultats obtenus avec cette méthode ?

Du 1er janvier au 1er novembre 1893, 80 têtes fœtales ont été mesurées pendant la vie intra-utérine.

Dans ces 80 cas l'erreur commise sur le diamètre O. F. a été en moyenne de 1 millim., 9.

9 fois la grandeur du diamètre B. P. déduite du précédent s'est trouvée exacte ; 30 fois elle a été trop grande et dans ce cas l'erreur commise a été de 1 millim., 96, enfin 41 fois l'étendue présumée du diamètre B. P. a été trouvée trop faible et l'erreur a été en moyenne de 1 millim., 92. Depuis, nous avons continué à employer cette méthode, mais en nous bornant le plus souvent aux cas de bassins rétrécis.

En 97 nous avons présenté à la Société obstétricale de France, M. Dubrisay et moi, 14 nouveaux cas de mensuration de la tête dans les bassins rétrécis. Dans ces 14 cas, 4 fois la mesure du diamètre B. P. a été exacte, 2 fois nous avons eu une erreur en plus de 2 millimètres, et 8 fois une erreur en moins de 1 millimètre.

Parmi les observations indiquées, 3 sont surtout intéressantes en ce sens que la mensuration de la tête a permis d'éviter à ces femmes une symphyséotomie à terme.

En 1897, deux thèses paraissent sur le même sujet.

Dans celle de Constant, nous y trouvons 16 cas et les dimensions du diamètre bi-pariétal mesurées avant et après l'accouchement ont été 5 fois exactes. Dans 5 cas l'erreur a été de 1 millimètre, dans 4 de 2 millimètres, et dans les 2 derniers cas elle a été une fois de 7 millimètres et une fois de 17.

Dans la thèse de Denys, la même méthode est encore employée Avant d'indiquer les résultats obtenus par l'auteur, précisons un point qui pourrait prêter à la confusion. Il nous dit, en effet, p. 30, que la céphalométrie externe, employée depuis longtemps par Tarnier, a pour but de mesurer à travers la paroi abdominale le diamètre O. F., d'en déduire le diamètre B. P. Tarnier n'opérait pas ainsi. Mais dans deux cas favorables, il put mesurer directement le diamètre B. P. à travers la paroi abdominale. Là s'arrête la céphalométrie externe employée par Tarnier.

Denys nous dit ensuite que l'épaisseur de la paroi abdominale est en moyenne de 2 mm. 1/2 à 3 millimètres et qu'il faut déduire de la longueur trouvée pour le diamètre B. P. 5 à 6 millimètres environ. C'est en effet ce que nous avons trouvé le plus souvent.

Quant au rapport qui existe entre les deux diamètres O.F. et B.P., nous pensons également, comme Denys, que ce rapport diminue à mesure que l'on s'éloigne du terme de la grossesse et que la quantité à déduire du diamètre O. F. pour avoir le diamètre B. P., est moins grande vers le 7e ou 8e mois, qu'à terme. Actuellement le nombre de nos observations étant plus considérable nous pensons que jusque vers le 8e mois, la différence entre les deux diamètres n'est que de 20 millimètres environ.

Voyons maintenant les résultats obtenus par Denys.

Ils portent sur 45 cas.

Là-dessus, 10 fois ce diamètre B. P. a été trouvé exact.

Dans 27 cas l'erreur n'a pas dépassé 5 millimètres et a été en moyenne de 3 mm. 6.

Dans 8 autres cas elle a été plus grande que 5 millimètres.

1 fois de 6 millimètres. 4 fois de 7 millimètres. 2 fois de 8 millimètres. 1 fois de 15 millimètres.

Les résultats obtenus par Denys sont un peu moins bons que les nôtres, mais cela tient, comme il le dit lui-même, au peu d'habitude qu'il avait de la méthode.

Mais ce qui est intéressant, c'est que Denys nous cite 7 observations de céphalométrie externe pratiquée dans les présentations du siège.

1 fois la mensuration s'est trouvée exacte.

1 fois l'erreur a été de 1 millimètre.

1 fois   —   2 millimètres.

2 fois   —   3 millimètres.

1 fois   —   5 millimètres.

Dans le 6ᵉ cas on n'a pas pu vérifier, l'accouchement s'étant terminé par une basiotripsie, mais la céphalométrie externe avait permis de prévoir ce dénouement.

En 1898 paraît la Th. de Dardel, faite à la clinique Baudelocque.

Il est à remarquer que tous les travaux faits dans cet hôpital depuis quelques années semblent n'avoir qu'un but, c'est de montrer que la symphyséotomie est le seul, l'unique traitement des viciations du bassin. Ils ne parlent, en effet, des autres modes d'intervention, que pour les proscrire et ne paraissent tenir aucun compte de l'avis des malades.

L'auteur, après avoir admis avec La Torre que le fœtus acquiert le même développement en poids et en volume dans les bassins rétrécis et les bassins bien conformés, passe en revue les diverses méthodes qui permettent d'évaluer approximativement les dimensions de la tête fœtale. Il nous dit que, d'après ses recherches, il n'y a pas de concordance entre le poids du fœtus et la grandeur des diamètres de sa tête; ces recherches portent sur 200 accouchements à la clinique Baudelocque, mais il néglige de nous dire qui a fait ces mensurations, et, si ce n'est pas lui-même, ce qui est probable, elles n'ont aucune valeur et on ne saurait en tirer des conclusions sérieuses.

L'auteur arrive ensuite à la céphalométrie externe.

Après avoir exposé notre méthode telle que nous l'avons indiquée, il nous dit qu'il est souvent fort difficile de différencier le front de l'occiput : or, cela est bien inutile et, pour notre part, jamais nous n'avons recherché de quel côté était le front et de quel côté était l'occiput, le diamètre O. F. étant le même que le diamètre F. O.

La seule erreur que l'on peut commettre et que l'on commet certainement souvent est de placer le bouton du céphalomètre non sur le milieu du front ou exactement sur l'occiput, mais en des points voisins. Or, dans ce cas l'erreur commise ne dépasse pas 1/2 millimètre, il n'y a donc pas à en tenir compte.

Dardel cherche ensuite à montrer que la différence entre les diamètres B. P. et O. F. est souvent loin d'être de 25 millimètres, et il cite à l'appui 40 cas où il a mesuré successivement les deux diamètres.

40 cas, c'est peu pour établir un fait reconnu par tous les auteurs lorsqu'il s'agit d'enfants pesant comme les siens plus de 3.000 gr.

Prenons ces 40 cas.

6 fois le rapport des 2 diamètres est exact.

24 fois la différence en dessus ou en dessous du chiffre cité n'a pas dépassé 5 millimètres, et si on se rappelle que le diamètre B. P. peut se réduire de 5 millimètres sous l'influence des contractions utérines, on en conclura que dans ces 24 cas l'accouchement était possible.

Restent donc 10 cas où l'erreur a dépassé 5 millimètres. Or, 10 cas sur 40 enfants choisis ne peuvent infirmer nos résultats.

Cependant Dardel en conclut qu'il vaut mieux donner la préférence au palper mensurateur qui, lui, ne s'occupe pas du volume de la tête, mais du rapport qui existe entre ce volume et les dimensions du bassin.

Nous n'avons jamais eu l'intention de rejeter le palper mensurateur, nous sommes au contraire bien convaincu qu'il donne souvent de précieuses indications, mais il faut bien avouer cependant que d'une part il n'est pas toujours applicable, et que d'un autre côté il donne souvent des renseignements inexacts.

En effet, il ne peut être employé dans les présentations du siège, il es. impossible chez les femmes nerveuses, dans les cas d'insertion vicieuse du placenta, d'hydramnios, chez les femmes à parois abdominales épaisses ou dont le muscle utérin se contracte facilement, etc...

Enfin dans les cas de faux promontoire lombaire, de bassin asymétrique, de tumeur, la tête déborde fortement la symphyse pubienne, le palper mensurateur semble indiquer que l'accouchement est impossible, c'est là une erreur due à ce que la tête projetée en avant par la colonne vertébrale ne peut s'adapter au détroit supérieur. En résumé, la céphalométrie externe, bien que n'étant pas exempte de reproches, a donné, même lorsqu'elle était pratiquée par des mains peu exercées, de forts bons résultats.

Nous allons le montrer en indiquant quels sont ceux qu'elle a donnés lorsqu'elle s'est trouvée appliquée à l'accouchement prématuré artificiel. Nous trouvons dans la thèse de Weill, parue en 1899, 8 cas se rapportant à des observations prises à la clinique Tarnier, du 1er janvier au 1er novembre 1898.

Deux fois la mensuration du diamètre BP a été exacte et dans les 6 autres cas, l'erreur a été de 1 millimètre.

A la clinique Tarnier où la céphalométrie externe est un usage courant, où l'accouchement prématuré provoqué est considéré à juste titre comme le meilleur moyen de sauvegarder en même temps la vie de la mère et celle de l'enfant, elle est employée dans tous les cas.

Depuis le commencement de l'année scolaire 1898-1899, c'est-à-dire depuis le 1er novembre 1898, il a été provoqué, à la clinique Tarnier, 14 accouchements pour vice de conformation du bassin.

Voici ces 14 cas :

OBSERVATION I. N° 1518 (Budin).

Accouchement prématuré provoqué par le tamponnement vaginal. — Bassin rétréci, P. S. P. 10 centimètres. — Accouchement spontané.

V.... 26 ans.

Ant. héréd. — Père et mère bien portants.

Ant. pers. — A marché à 18 mois. A toujours été bien portante. Réglée à 13 ans, régulièrement, durée 8 jours.

A 22 ans, elle eut une grossesse gémellaire (2 filles), à 8 mois 1/2. Rien d'anormal à l'accouchement, mais à la délivrance, elle eut une hémorrhagie.

De ces deux enfants, le deuxième mourut à 20 mois d'une insolation, dit la mère, l'autre se porte bien.

Il y a 2 ans 1/2, nouvelle grossesse; elle accoucha à 8 mois sans accidents. L'enfant se porte bien. — Actuellement, c'est sa troisième grossesse, elle s'est toujours bien portée.

Les dernières règles sont du 12 au 20 février 1898.

A l'examen externe, elle est de petite taille, mains courtes, rachis normal, jambes arquées. On constate la parenthèse tibiale et fémorale.

Les bosses du front sont saillantes.

Le 3 novembre, tête mobile au détroit supérieur, dos à droite. On a une O. I. D. T. Cœur bon, urines normales.

Diamètre BP. de la tête fœtale 9.2.

Au toucher, on trouve un col long, mou et perméable, l'excavation est vide et en examinant le bassin on le trouve généralement rétréci; P S P = 10 cent.

Faux promontoire lombaire, on sentait la 5e vertèbre lombaire, jusqu'au cartilage de la 4e.

La femme est entrée le 3 novembre.

Le soir, aussitôt après son entrée, jugeant, d'après les dimensions de la tête du fœtus et le volume de l'enfant, qu'il y avait lieu d'interrompre la grossesse, M. Chavane fit un nettoyage antiseptique du vagin et le remplit de gaze iodoformée.

Le lendemain matin, la malade fut présentée à M. Budin qui confirma le diagnostic porté la veille et trouva le col effacé en partie et largement ouvert.

L'utérus se contractait d'une façon intermittente, mais sans provoquer de douleur.

Il y avait début de travail, ce que confirmait l'écoulement de glaires sanguinolentes.

M. Budin conseilla, au lieu d'arrêter le travail, de l'accélérer au contraire et, dans ce but, un tampon fait de gaze iodoformée chiffonnée fut introduit dans le col à 11 heures du matin jusqu'au-dessus de l'orifice interne.

Les contractions devinrent plus fortes et douloureuses vers 2 heures de l'après-midi.

Le travail s'annonçait franchement et la femme fut placée dans la salle d'accouchement pour y être surveillée.

A partir de 7 heures, les contractions se succédèrent avec régularité et énergie.

La dilatation se fit progressivement. La tête, maintenue par le rétrécissement du bassin au-dessus du détroit supérieur, n'avait aucune tendance à s'engager, la poche des eaux bombait fortement pendant les contractions.

A 10 heures 1/2 la dilatation fut complète, on rompit alors la poche des eaux et le toucher fournit les renseignements suivants :

Appliquée sur le détroit supérieur, la tête était inclinée sur son pariétal antérieur, de telle sorte que le doigt explorait facilement tout ce pariétal. Il arrivait péniblement sur la suture sagittale dirigée du côté de la concavité du sacrum ; la grande fontanelle, située presque au centre du bassin un peu à gauche, la petite fontanelle au contraire, difficilement accessible près de la ligne innominée droite, on ne pouvait atteindre l'oreille antérieure.

Poussée par les contractions utérines, la tête s'incline davantage ; la suture sagittale se rapproche encore du sacrum ; le pariétal antérieur descend. Puis la tête se redresse et, brusquement, glisse dans l'excavation et vient appuyer sur le périnée ; elle est toujours en DT.

A ce moment, se produit un léger degré d'asynclitisme postérieur. Puis, aidée par une pression faite avec deux doigts de la main droite en avant de l'oreille antérieure, la tête effectue sa rotation en deux contractions.

Le dégagement a lieu presque immédiatement.

Il est 11 h. 3/4.

Les contractions utérines ont été d'une extrême énergie. On voyait, dessinée à travers les parois abdominales, une encoche très nette au niveau de l'anneau de contraction, encoche qui donnait vaguement à l'utérus la forme d'un 8 de chiffre.

A minuit l'accouchement est spontané en OP. Les dernières eaux étaient teintes de méconium.

Le périnée est intact.

Délivrance à minuit 10, naturelle, mixte : on a tiré sur le cordon après décollement du placenta qui est venu complet avec toutes les membranes.

Son poids est de 380 grammes. Longueur du cordon, 50 centimètres.

L'enfant, un garçon, est né étonné, et a été ranimé.

Poids 2.500 grammes.

```
OM.............................................  13
OF.............................................  11.5
SOB............................................  9.4
BP.............................................  9
BT.............................................  7.5
```

Intermédiaire : 7.6

Le 6 novembre.

```
OM.............................................  13
OF.............................................  11.5
SOB............................................  9.5
BP.............................................  9
BT.............................................  8
```

Intermédiaire, 8.5.

L'enfant quitte l'hôpital le 13 novembre en très bon état.

OBSERVATION II. N° 1567 (Budin).

Bassin rétréci. P. S. P. 10, 4. — Accouchement provoqué à l'aide de l'écarteur Tarnier. — Terminaison spontanée. — Sommet en O. I. D. T. — Enfant vivant 3220 grammes.

Femme F. 23 ans, secondipare, domestique.

A. H. — Nuls.

A. P. — A marché à 1 an, n'a jamais été malade.

Réglée à 15 ans, depuis toujours régulièrement.

La parturiente a eu une grossesse antérieure à l'âge de 20 ans; elle s'est terminée à terme par la naissance d'un enfant de 3120 grammes, mort à l'âge de 7 mois.

Grossesse actuelle. — D. R. 22 janvier. Rien de particulier durant le cours de la grossesse.

Elle se présente à la Clinique le 3 octobre. A l'examen on constate les signes du rachitisme, les cuisses sont courtes, le front bombé.

Palper. — Sommet au détroit supérieur en O. I. D. T.

Auscultation. — Bruits du cœur normaux.

Toucher. — Col long, perméable à l'orifice externe. Bassin rétréci. Promonto S. P. 10, 4.

Diamètre bi-pariétal pris pendant la grossesse à des dates différentes à l'aide du céphalomètre de M. Perret.

```
15 octobre        8
25    »           8,3
1er novembre      8,5
8     »           8,9
17    »           9,3
19    »           9,4
```

19 novembre. — Le col est court, largement perméable; le doigt arrive sur la tête qui est au détroit supérieur.

La parturiente ayant été mise dans un état d'asepsie aussi complet que possible, M. Perret pose l'écarteur Tarnier et place dessus un caoutchouc. L'écartement est de 11 centimètres. Il est 9 h. 45 du matin.

Presque aussitôt, les douleurs apparaissent; elles sont énergiques et fréquentes.

Les bruits du cœur sont bons. Le fœtus est toujours situé en O. I. D. T.

A 2 h. soir, l'écartement est de 9 centimètres. M. Perret pose un deuxième caoutchouc. Le col est dilatable de 4 centimètres environ,les douleurs continuent, très énergiques et fréquentes. Les bruits du cœur sont bons.

Entrée à la salle d'accouchement à 3 h. 30. Au moment où l'on mettait la malade sur le lit, elle perdit une assez grande quantité de liquide amniotique qui pourrait être évaluée à 300 grammes. Le toucher, pratiqué peu de temps après, permet de constater qu'il existe encore une poche des eaux; celle-ci bombe assez fortement au moment des contractions; en présence de cette particularité, nous pensons que les membranes sont rompues au-dessus de l'orifice utérin.

Vers 4 h. 1/2, les contractions deviennent plus énergiques, elles reviennent à intervalles de 5 minutes. Les bruits du cœur sont toujours bons.

A 5 heures, écartement des branches : 6 cent. 5.

A 5 h. 45,   »   »   »   : 6 cent. 3.

Les contractions continuent avec la même fréquence et avec plus d'énergie.

A 6 h. 30 soir, le col est très souple, les contractions sont un peu plus rapprochées. A partir de 7 h. 30 elles se succèdent à intervalles de 3 minutes, et durent 1 minute; l'écartement est à 6 centimètres : on enlève l'écarteur.

L'orifice est dilaté de 6 centimètres, la poche des eaux bombe fortement; la tête semble se fixer au détroit supérieur et reste en DT. Les bruits du cœur restent bons, malgré l'énergie des contractions utérines.

A 8 h. 30, la dilatation est presque complète, les contractions continuent à être remarquablement énergiques et régulières. On ne rompt pas la poche des eaux dans la crainte que le col ne revienne sur lui-même. Peu à peu, elle arrive jusqu'à la vulve et, à 9 h. 5, elle se rompt spontanément sous l'influence d'une contraction. La tête s'engage aussitôt et descend en droite postérieure; elle est à la partie moyenne de l'excavation; elle ne tarde pas à apparaître à la vulve et accomplit son mouvement de rotation. A 9 h. 15 la tête se dégage suivant ses diamètres sous-occipitaux; l'accouchement se termine par la naissance d'un garçon bien constitué, qui pèse 3220 grammes. Il mesure 49 centimètres.

Au niveau du col il existe deux encoches légères, une à droite et en arrière, et une à gauche et en avant un peu moindre.

Examen de l'enfant. — Le pariétal gauche chevauche considérablement sur le pariétal droit.

Diamètres pris après la naissance.

```
OM.................................... 13,5
OF.................................... 12
SOB................................... 9 3/4
BP.................................... 9 1/2
Intermédiaire........................ 8 1/2
BT................................... 7,5
```

Diamètres pris le lundi.

```
OM.................................... 13,5
OF.................................... 12
SOB................................... 9 1/2
BP...... ............................ 9 1/2
Intermédiaire........................ 8 1/2
BT................................... 8
```

La délivrance a lieu naturellement à 9 h. 20.

Le placenta et les membranes sont complets.

L'arrière-faix pèse 580 grammes.

Le 29 novembre, l'enfant ayant augmenté de 260 grammes, quitte la Clinique en excellent état.

OBSERVATION III. N° 1570 (Budin).

Bassin rétréci : P. S. P. = 10.7. Accouchement provoqué à l'aide de la sonde de Krause et du tamponnement intra-cervical. — Version. — Enfant vivant.

M..., ménagère, 32 ans.

Antéc. héréd. — Le père s'est noyé. La mère est morte de la fièvre typhoïde.

Elle a sept sœurs en bonne santé.

Antéc. personnels. — Elle ne sait pas à quel âge elle a marché. Elle a eu ses premières règles à 15 ans; elle a toujours été réglée régulièrement.

Elle n'a jamais fait de maladies.

Grossesses antérieures.

1re grossesse en 1889. — L'accouchement s'est terminé à terme par une basiotripsie, à l'hôpital Saint-Louis, dans le service de M. Bar.

2° grossesse. — Accouchement prématuré provoqué le 26 avril 1891 à 8 mois 1/2 dans le service de M. Budin à la Charité. L'enfant, une fille, vit encore et est bien portante.

3° grossesse. — Accouchement le 3 septembre par M. Dubrisay, à la Clinique. La femme était enceinte de 8 mois. On introduisit d'abord dans l'utérus la sonde de Krause. Ensuite on dilata artificiellement le col avec l'écarteur Tarnier, puis, avec le ballon Champetier; on termina l'accouchement par une application de forceps sur la tête descendue dans l'excavation et placée en OIGA. Le travail avait duré 3 jours et 11 heures.

L'enfant, un garçon, pesait 3220 grammes. Il est encore actuellement vivant et bien portant.

Grossesse actuelle. — La femme entre à la clinique le 13 octobre. Ses dernières règles datent du 1er au 12 février 1898. Il n'y a eu aucune complication pendant la grossesse.

L'examen du squelette ne révèle rien d'anormal. On ne trouve aucun bruit insolite à l'auscultation des poumons et du cœur.

Le fond de l'utérus est à 4 travers de doigt de l'appendice xiphoïde. On trouve une tête en bas, mobile, se portant vers la fosse iliaque droite.

Le dos est à gauche. Les bruits du cœur sont bons à gauche.

Au toucher on trouve le col mou, déchiré à gauche et en arrière.

On atteint le promontoire qui est assez élevé. Le diamètre promonto-sous-pubien mesure 107 millimètres.

Les diamètres extérieurs du bassin sont les suivants :

Diamètre bi-crêté = 27 cent 5.

Diamètre bis-iliaque = 24 centimètres.

Diamètre de Baudelocque = 20 centimètres.

M. Perret a mesuré à diverses reprises le diamètre bi-pariétal de la tête in utéro :

15 octobre = 84 millimètres.

25   — = 87 millimètres.

8 novembre = 89 millimètres.

17   — = 93 millimètres.

Le 18 novembre, on constate que la tête fuit tantôt dans le flanc droit, tantôt dans le flanc gauche ; on la ramène au détroit supérieur par manœuvres externes et on la fixe à l'aide de tampons et d'un bandage.

Le 19 novembre, à 10 heures du matin, on trouve un col long de 5 à 6 centimètres permettant l'entrée du doigt.

M. Budin a décidé de provoquer l'accouchement prématuré. On emploiera la sonde de Krause et on décollera au préalable les membranes sur une étendue aussi grande que possible.

M. Perret introduit la sonde dans le col, après avoir décollé les membranes autant que le permet l'étroitesse du col. La sonde, introduite d'abord à droite, ne pénètre que de quelques centimètres dans l'utérus ; on essaie de la faire pénétrer à gauche ; on n'obtient pas de meilleur résultat.

Ce n'est qu'en avant que la sonde peut être introduite de 12 à 13 centimètres. L'extrémité est repliée sur l'abdomen et le vagin est tamponné à la gaze iodoformée.

A 2 heures du soir, rien de particulier ; pas de douleurs, seulement quelques contractions. La soirée et la nuit se passent ainsi.

Le 20 novembre à 8 heures du matin, M. Budin donne le conseil de retirer la sonde et de recourir au tamponnement de la cavité cervicale avec de la gaze iodoformée. Le col s'était évasé.

A 10 heures on fait une toilette et une injection vaginale.

A l'aide de valves et d'une pince, M. Chavane introduit un demi-paquet de gaze iodoformée au-dessus de l'orifice interne du col, et le vagin est tamponné à la gaze iodoformée.

A midi, la femme commence à avoir des douleurs.

A 6 h. 30 du soir, la femme est montée à la salle de travail. Elle a des douleurs intenses qui reviennent environ toutes les cinq minutes.

Le col est long; l'orifice externe est ouvert mais résistant; l'orifice interne est plus souple. Au palper, le fœtus paraît occuper la position suivante : la tête est dans le flanc droit et le siège dans la fosse iliaque gauche. Le dos est en haut et en avant au niveau de l'ombilic. Les bruits du cœur fœtal sont bons. On les entend surtout au voisinage de l'ombilic.

A 6 h. 15, les membranes bombaient fortement à travers le col. On sent à travers les membranes un pied et une main et vers la droite du bassin le doigt sent battre le cordon. A chaque contraction, le pied vient frapper le doigt qui touche.

A 7 h. 30, on trouve le col complètement dilaté, et présentant une dilatation de 6 centimètres environ. On sent à travers les membranes deux pieds et probablement une main. Mais on ne sent plus les battements du cordon. Le pied vient toujours frapper les membranes au moment des contractions.

M. Chavane craignant leur rupture, et vu la présentation vicieuse avertit M. Budin qui décide de venir.

A 9 heures du soir, M. Budin examine la parturiente qui a été placée en travers du lit dans la position obstétricale. Il introduit la main droite dans les organes génitaux.

Les membranes sont intactes et semblent assez résistantes. On sent toujours les deux pieds et une main à travers les membranes; la dilatation est complète.

Les contractions sont à ce moment subintrantes, revenant environ toutes les trois minutes. La tête est dans le flanc droit, le dos à gauche. Il s'agit d'une présentation du siège complet en sacro-iliaque gauche. Les bruits du cœur sont bons.

On donne du chloroforme à la femme. M. Budin réintroduit la main droite dans le vagin, constate qu'au moment des douleurs l'anneau de Bandl se contracte fortement; par suite la poche des eaux prend une forme en sablier.

Au moment d'une contraction, on rompt la poche des eaux. Le liquide amniotique s'échappe en grande abondance et de couleur normale. Les deux pieds sont saisis et amenés à la vulve. Le siège et le tronc sont facilement dégagés. On fait l'anse au cordon. Le dos est à gauche. Les bras sont relevés. Le bras antérieur est d'abord dégagé, puis le bras postérieur. La tête est retenue au détroit supérieur. L'occiput est tourné vers la gauche du bassin et le menton vers la droite.

On fait la manœuvre de Champetier de Ribes.

Deux doigts de la main gauche vont à la recherche de la bouche afin de prendre point d'appui sur le maxillaire inférieur : le fœtus est à cheval sur le bras gauche. L'index et le médius de la main droite sont placés à plat de chaque côté du cou en arrière, sur les épaules.

Pendant que M. Chavane, monté sur le lit, presse fortement et d'une façon continue sur la tête et principalement sur le front du fœtus, à travers la paroi abdominale, M. Budin fléchit la tête fœtale en tirant sur le maxillaire et sur les épaules. La tête franchit le détroit supérieur et elle est ensuite extraite par la manœuvre de Mauriceau. On lui fait d'abord opérer sa rotation interne, puis elle est dégagée par flexion. Il est 9 h. 15, la durée du travail a été de 9 h. 15. Le périnée est intact. L'enfant naît étonné. Le cordon est sectionné, on frictionne l'enfant à

l'alcool; on enlève les mucosités du larynx à l'aide de l'insufflateur.
Il est plongé à plusieurs reprises dans un bain chaud et il est facilement ranimé. Il pèse 3.480 grammes et mesure 31 centimètres de longueur.

Les diamètres de la tête sout :

        OM...... .... 12.5
        OF................................... 11.5
        SOB.................................. 10.2
        BP................................... 9.2
        BT................................... 7.7

Ces diamètres ont été mesurés à nouveau 24 heures après l'accouchement. Ils sont :

        OM...... .... 14.7
        OF................................... 11.7
        SOB.................................. 9.9
        BP 9.4
        BT................................... 8.2

Cinq minutes après l'accouchement, la délivrance se fait naturellement. Elle est complète.

Le placenta pèse 650 grammes. Le cordon mesure 60 centimètres de
longueur.

L'enfant sort avec sa mère en bon état.

OBSERVATION IV. N° 1693 (Budin).

Femme P., 32 ans, entre à la Clinique le 10 décembre 1898.

Grossesses antérieures.

1e 1884 — Prématurément, spontané, forceps. Enfant vivant.

2° 1886 — Accouchement provoqué à 8 mois, forceps. Enfant vivant,
3350 grammes.

3° 1888 — Accouchement provoqué. Enfant expulsé spontanément,
2650 grammes. Enfant vivant.

4e 1890 — Accouchement provoqué. Enfant expulsé spontanément,
2400 grammes, succombe le lendemain.

5e 1892 — Accouchement provoqué. Expulsé spontanément. Enfant
vivant.

6e 1894 — Accouchement provoqué. 2800 grammes. Procidence du
cordon. Version. Enfant vivant.

7e 1896 — Accouchement provoqué. 2450 grammes. Mort apparente
après version. Ranimé.

8° et 9° — Deux fausses couches.

Femme rachitique, taille 1 m. 44, boite par excès de courbure du
fémur. Cuisse plus petite que l'autre.

Varices au niveau de la symphyse pubienne et à la vulve.

Diamètre P. S. P. mesure 10 centimètres avec une symphyse
oblique en avant. Bassin plat, un peu plus large à droite. Il faut donc
provoquer l'accouchement et on intervient immédiatement.

Il faut donc pour avoir le diamètre p. p. m. déduire au moins 2 centimètres.

La tête fœtale mesurée le 12 décembre a 8 cent. 2 de bi-pariétal, et 6 jours plus tard elle atteint 8 cent. 6. Il faut donc provoquer l'accouchement immédiatement.

M. Chavane introduit une mèche de gaze iodoformée dans le col jusqu'au-dessus de l'orifice interne. Les contractions apparaissent 1 h. 1/2 plus tard.

Le 19, à 2 heures du matin, les douleurs cessent.

A 10 1/2 on trouve le col complètement effacé ; on place alors l'écarteur Tarnier.

A 3 h. 1/2 du soir la dilatation est de 8 centimètres. A 6 heures du soir elle est complète. Les membranes sont intactes ; la tête est élevée en O. I. G. T., mobile, se déplaçant facilement. On craint une présentation de l'épaule avec procidence du cordon, aussi M. Budin décide-t-il de terminer l'accouchement par la version.

Il introduit la main gauche dans les organes génitaux, rompt les membranes et va saisir le pied antérieur qu'il amène au dehors. L'évolution est facile, de même l'extraction du tronc, le dégagement des bras ne présentent rien de particulier ; mais la tête reste au détroit supérieur, le menton accroché au-dessus du pubis. Par des pressions faites à travers la paroi abdominale, on ramène la bouche du côté gauche.

Deux doigts de la main droite sont placés dans la bouche du fœtus, 2 autres de la main gauche à cheval sur le cou. On attend une contraction et, dès qu'elle se produit, M. Budin exerce sur le maxillaire inférieur des tractions soutenues pendant que M. Chavane appuie sur la tête à travers la paroi abdominale, en dirigeant ses pressions de haut en bas, de gauche à droite et d'avant en arrière.

La tête descend dans l'excavation ; elle est dégagée ensuite sans difficulté.

L'enfant, du poids de 3220 grammes, naît en bon état, mais présente au niveau du pariétal gauche un enfoncement qu'on réduit immédiatement à l'aide de pressions latérales.

Le diamètre BP. mesuré 36 heures après = 90 millimètres, le lendemain il est encore de 90 millimètres. Au moment de l'accouchement et avant la réduction de l'enfoncement il était de 85 millimètres.

Le 29 décembre l'enfant sort avec sa mère, il était très bien portant.

OBSERVATION V. N° 123 (Budin).

Bassin rétréci. P. S. P. 10, 4. Accouchement prématuré provoqué.

G..., femme de chambre, 25 ans, primipare.

Ant. héréd. — Père mort de la poitrine, mère bien portante. Pas de jumeaux dans la famille.

Ant. collatéraux. — Ni frères ni sœurs.

Ant. personnels. — A marché à 1 an. Aucune maladie de l'enfance. Réglée à 17 ans. Depuis, a été bien réglée.

A 24 ans, attaque de rhumatisme articulaire aigu qui nécessite son entrée à l'hôpital.

2

Elle y reste pendant 2 mois. On la traite avec du salicylate et des ventouses scarifiées, dans la région précordiale pour une douleur très vive dans cette région.

Grossesse actuelle. — Dernières règles le 6 avril. Grossesse normale. Elle se présente à la consultation le 3 décembre, elle est reçue.

Examen. — Enfant vivant, se présente par le sommet en O. I. D. T., tête mobile au détroit supérieur. L'utérus est développé comme un utérus de 7 mois et demi. L'urine est normale.

Squelette : Promontoire accessible, le diamètre P. S. P. est de 10 cent. 4. La symphyse est normale. Diamètre bis-iliaque, 23 centimètres ; bi-crête, 26, 5.

La colonne vertébrale est intacte. Les tibias sont grêles, ils sont légèrement incurvés à la partie supérieure. Le palais est en ogive. Poumons sains.

A l'auscultation du cœur on trouve au foyer mitral un souffle au 1er temps et un dédoublement du 2e.

Le 21 janvier, la femme est de nouveau examinée. La tête, appliquée sur la symphyse, la déborde légèrement. Le diamètre BP mesuré à travers la paroi abdominale est de 8,7.

On fait l'antisepsie du vagin, et le 24 à midi, on introduit une sonde de Krause n° 17, entre l'œuf et la paroi utérine. Le soir à 6 heures, pas encore de douleurs, mais le col est beaucoup plus souple et on introduit une sonde n° 26. La femme a des douleurs la nuit.

Elle entre à la salle de travail, le 27, à 10 h. 1/2 du soir. La tête est engagée sur son pariétal antérieur, le pariétal postérieur est au détroit supérieur.

La femme, sur les recommandations de M. Chavane, n'est examinée que le lendemain soir à 4 heures. La tête est fortement engagée en OIDT. La vulve est très étroite, la dilatation est de 7 centimètres. La poche des eaux est volumineuse et fortement tendue. A 7 heures moins le quart, elle se rompt spontanément ; le liquide amniotique est projeté violemment. La rotation en OP se fait rapidement. La tête se dégage dans cette position à 8 heures. Le tronc est expulsé par une contraction. Le périnée est légèrement déchiré.

L'enfant est un garçon, il pèse 2950 grammes, mesure 50 centimètres. Les diamètres de la tête sont aussitôt après l'accouchement.

OM..	13,5
OF..	11,2
SOB.......................................	9,5
BP..	8,5
BT..	7,5
Intermédiaire.............................	8,1

Il y a un chevauchement très marqué du pariétal droit sur le pariétal gauche, le frontal et l'occipital. Le lendemain le diamètre B. P. est de 87 millimètres.

La délivrance est naturelle. A 8 h. 20 le placenta apparaît à la vulve. Il pèse 560 grammes. Les membranes sont complètes. Le cordon mesure 49 centimètres.

Température après l'accouchement 36,6

Température le lendemain   37,4
L'enfant quitte la Clinique le 6 février en parfait état.

OBSERVATION VI. N⁰ 196 (Budin).

Bassin rétréci. — Accouchement prématuré. — Dilatation manuelle du col. —
Forceps. — Enfant étonné et ranimé.

Femme T..., domestique, Ipare, 23 ans.
Pas d'antécédents héréditaires.
A. P. Age de la marche, inconnu.
Nourrie au sein.
Réglée à 17 ans, irrégulièrement.
D. R. : du 5 au 10 mai.
Pendant le cours de la grossesse, la femme souffre de maux d'estomac, elle a des vertiges. Un peu d'albumine.
Femme petite, taille 1 m. 46.
Tête rachitique. Courbure des tibias.
Bassin généralement rétréci, P. S. P. = 10,3.
Faux promontoire lombaire, 10,4.
L'enfant vivant se présente par le sommet en O. I. G. A.
La malade est reçue à la clinique pour être surveillée. Estimant que, si l'on attend le terme de la grossesse, la tête de l'enfant, trop grosse, ne pourra pas passer à travers la filière pelvienne, on décide de provoquer l'accouchement, le diamètre B. P. de la tête fœtale mesurant 82 millimètres.
Le 8 février à 7 h. 1/2, M. Chavane introduit dans le col et jusque dans le segment inférieur, une mèche de gaze iodoformée. Peu de contractions. Le lendemain, nouvelle mèche plus grosse. Le col est perméable, quelques contractions. C'est alors qu'après un nouvel examen de la femme, M. Perret place l'écarteur Tarnier. Il est onze heures du matin, le 9 février. A 6 heures du soir, les membranes se rompent. Le liquide amniotique est normal.
Le lendemain 10 février, à 8 heures du matin, on retire l'écarteur. Le col, encore long, est dilatable d'environ 2 centimètres. L'examen, à 10 h. 1/4 du soir, prouve que l'état du col n'a pas changé. La tête du fœtus montre une bosse séro-sanguine assez volumineuse. Les bruits du cœur sont bons. On tamponne alors le col à la gaze iodoformée. La température est de 36⁰4.
Le 11, à 7 h. 1/2, la température est de 37⁰5. Les bruits du cœur sont toujours bons. A 9 h. 40 la dilatation est de 2 centimètres. On retire le tampon et on place 2 branches de l'écarteur Tarnier. On applique 3 caoutchoucs. La distance entre les branches est de 7 centimètres. A 11 h. 1/4, cette distance est de 6 cm. 3. On applique 4 caoutchoucs. A 1 h 5 la distance n'est plus que de 5 cm. 5. On maintient 4 caoutchoucs.
A 1 h. 55 l'écarteur est retiré par M. Chavane. Une injection chaude est donnée. Les contractions utérines reviennent toutes les 10 minutes. A 2 h. 1/2 on tamponne de nouveau le col à la gaze.
A 7 heures du soir la température est de 36⁰9. Pendant toute la journée les bruits du cœur n'ont pas cessé d'être bons.

Le 12 février la température est de 36°9. A 11 h. 1/2 on place de nouveau l'écarteur qui est retiré à 4 h. 1/2, et remplacé par un tamponnement à la gaze. Les contractions sont rares.

Le 13, à 9 heures du matin, M. Budin examine la femme. Les bruits du cœur sont toujours bons ; le col est dilaté seulement de 3 ou 4 centimètres. Considérant que les moyens employés pendant 4 jours consécutifs pour réveiller les contractions utérines n'ont donné qu'un médiocre résultat, que les douleurs sont rares et faibles, que, d'autre part, les membranes sont rompues depuis 3 jours, et que la tête est déjà très grosse, M. Budin se décide à une intervention plus radicale ; dilatation manuelle du col sous le chloroforme, tentative de forceps au détroit supérieur et, en cas d'échec, version.

La femme est endormie et mise dans la position obstétricale. M. Budin introduit d'abord la main droite dans le vagin et éprouve quelques difficultés pour traverser la vulve qui est étroite et d'un aspect infantile. Puis, agissant avec les doigts qu'il introduit les uns après les autres dans le col, il dilate celui-ci. Pendant ce temps, il se produit une petite hémorragie due à une rupture très limitée de l'hymen s'étendant au vagin, M. Budin remarque :

Une dépression marquée au niveau de la région frontale en rapport avec l'angle sacro-vertébral.

M. Budin remplace ensuite la main droite par la gauche, après quoi, jugeant que le col est suffisamment dilaté, il introduit la branche gauche du forceps Tarnier qu'il place sur la région occipito-mastoïdienne g. du fœtus. M. Chavane, immobilisant la tête à travers la paroi abdominale, M. Budin applique alors la branche droite sur la région fronto-pariétale droite. Il en résulte une prise oblique de la tête. Le forceps est articulé, le tracteur ajusté, et M. Budin tire vigoureusement, pendant que M. Chavane comprime l'utérus. Celui-ci d'ailleurs, depuis l'introduction des cuillers, se contracte un peu. Toutes ces forces, agissant ensemble, font descendre la tête qui passe à frottement au détroit supérieur. M. Budin lui fait subir un mouvement de rotation et la dégage ensuite assez facilement en O. P.

Les épaules et le tronc sortent sans présenter rien d'anormal. Le périnée est intact.

La durée du travail a été de 93 h. 30.

L'enfant, du sexe féminin, naît étonné ; il est rapidement ranimé. Il porte une bosse séro-sanguine sur le pariétal droit et l'occiput. La région temporo-parotidienne gauche est le siège d'un enfoncement diagnostiqué tout à l'heure. Les paupières gauches restent fermées, et l'inférieure présente une petite ecchymose.

L'enfant pèse 2800 grammes, et mesure 48 centimètres de long.

Les diamètres de la tête sont :

O. M. 13,5.

O. F. 11,7.

S. O. B. 9,7.

B. P. 8. (7,5 au niveau de l'enfoncement).

Quinze minutes après l'expulsion du fœtus, la délivrance a lieu par le mode naturel. Le délivre est complet, il pèse 550 grammes. Le cordon mesure 40 centimètres. Une injection intra-utérine est donnée à la femme. Les suites de couches sont normales. Le 1er jour de sa naissance l'enfant a des convulsions. La température est de 36°5. On lui donne une potion au bromure de potassium.

2° jour, température, 36°7. Convulsions. On continue le K. Br.

3° —   —   36°7. Les convulsions diminuent. — K. Br.

4° —   —   36°7.   —   —   Mais il y a des gardes-robes fétides. On lui donne du benzo-naphtol.

5° jour. Les gardes-robes ne sont plus fétides. Il n'y a plus de convulsions. L'enfant va bien, mais quelques jours après il est atteint d'infection ombilicale et en meurt le 25 février. A l'autopsie, on ne constate aucune lésion du crâne ou du cerveau, l'infection seule a causé la mort.

OBSERVATION VII. N° 220 (Budin).

Luxation double de la hanche. — Accouchement provoqué.

G..., repasseuse, 29 ans, IIIpare.

Ant. héréd. — Père et mère morts, la parturiente ignore de quelles maladies. Un frère bien portant.

Ant. personnels. — Age de la marche : 18 mois.

Rougeole à 4 ans.

A toujours boité, mais n'a jamais souffert.

Premières règles à 13 ans, depuis régulières.

1re grossesse. — Accouchement à 7 mois, le 25 mai 1892. Présentation du siège. Accouchement spontané.

Enfant mort pendant le travail.

2e grossesse. — Accouchement spontané à la Charité le 17 juin 1894. Enfant vivant et pesant 2.500 grammes.

Grossesse actuelle. — Dernières règles : 27-30 mai 1898.

Vient à la clinique Tarnier le 6 février 1899. Excellente grossesse. On examine avec soin le squelette de cette femme. Elle présente des tares de rachitisme et a une luxation congénitale bilatérale de la hanche.

Sa taille est de 1 m. 32.

Les mensurations donnent :

Membre inférieur gauche : Plante du pied — pointe de rotule, 37 centimètres ;

Pointe de rotule — épitrochanter, 37 centimètres ;

Plante des pieds — milieu de rotule, 39 centimètres ;

Milieu de rotule à épine iliaque antéro-supérieure, 30 centimètres.

La longueur séparant la plante du pied du milieu de la rotule reportée sur le segment supérieur du membre dépasse de 8 cent. 5 l'épine iliaque antéro-supérieure.

Membre inférieur droit : mêmes chiffres.

En joignant par une ligne horizontale les deux épitrochanters, on voit que cette ligne passe en avant et au-dessus des épines iliaques antérieures et supérieures.

Le bassin est généralement rétréci.

Pelvimétrie externe — diamètre bis-épineux, 21 centimètres ;

  —   —   —   bi-crête,   23   —

  —   —   —   P. S. P,   11   —

Diamètre B. P. du fœtus, mesuré par M. Perret le 11 février, est de 8 cent. 7.

Étant donné le volume acquis déjà par la tête de l'enfant, et d'autre part, l'accroissement marqué et rapide qu'elle subit dans les derniers jours de la grossesse, on décide de provoquer l'accouchement prématurément.

Le 16 février, à 9 heures du matin, on fait un tamponnement cervical à la gaze iodoformée, les douleurs apparaissent aussitôt, mais s'arrêtent bientôt. A 5 heures du soir, on place l'écarteur Tarnier, on l'enlève à minuit. Les douleurs que cette application avait provoquées s'arrêtent encore.

Le 17 février, M. Chavane replace l'écarteur Tarnier. A ce moment, on constate que la dilatation est de 4 centimètres. Il est 10 h. 1/2. A 3 heures du soir, on enlève les caoutchoucs des branches de l'écarteur.

Celui-ci est ensuite retiré. La dilatation est de 6 centimètres. A 4 heures on fait un tamponnement à la gaze iodoformée.

A 6 heures la malade entre à la salle d'accouchement.

Le 18 février, à 5 heures du matin, la dilatation est de 8 centimètres. On voudrait placer l'écarteur, ce n'est pas possible, car il ne reste pas assez de place sur les parties latérales de l'orifice utérin pour l'application des ailettes.

A 9 heures, la femme est de nouveau examinée. Il existe un œdème considérable de la lèvre gauche.

La dilatation est presque complète, ce qui reste du col est dilatable. La tête est mobile au-dessus du détroit supérieur et se présente en OIGA.

Les bruits du cœur fœtal sont bons.

A 9 h. 1/2 la dilatation est complète, M. Chavane rompt les membranes et donne ainsi issue à du liquide amniotique un peu teinté de méconium. L'urine est normale.

A 11 heures, on sent au toucher une bosse séro-sanguine assez volumineuse, l'engagement de la tête se fait lentement. Les bruits du cœur fœtal sont bons.

Quand la tête, avec difficulté, a réussi à s'engager, le travail est rapide, la rotation s'effectue vivement et la tête se dégage spontanément à midi 20, en OP.

Dégagée, la tête effectue sa rotation externe de telle façon que l'occiput tourne à la droite de la femme, alors que l'enfant se présentait en OIGA. La bosse séro-sanguine, placée sur le pariétal droit de la tête de l'enfant, confirme néanmoins le diagnostic.

Le reste de l'expulsion est normal et rapide. Le périnée est intact.

L'enfant est un garçon bien constitué pesant 2.700 grammes et mesurant 47 centimètres.

Ses diamètres sont :

OM	12
OF	10
SOB	8.5
BP	8.6
BT	6.5

48 heures après l'accouchement.

A midi 45, délivrance, mode naturel.

Le placenta et les membranes sont complets. Ils pèsent 470 gr. Le cordon, dont l'insertion est centrale, mesure 40 centimètres.

L'enfant, en très bon état, quitte l'hôpital le 26 février, pesant 2750 grammes.

OBSERVATION VIII. N° 252 (Budin).

C..., femme de chambre, IIpare, vient à la Clinique le 19 janvier 1899.

Ant. hér. — Père bien portant. Deux frères bien portants.

Ant. pers. — A marché à 5 ans. Premières règles à 15 ans, régulières, non douloureuses. N'a jamais été malade.

Ant. obst. — Première grossesse en 1888. Accouchement à terme très difficile. Elle a été endormie et accouchée au forceps. Enfant mort sitôt après l'accouchement.

Deuxième grossesse actuelle. — D. R. le 12 mai 1898. Aucune autre complication que quelques varices aux jambes. Mouvements actifs en septembre. On constate que son cœur est normal, que les poumons sont sains. C'est une femme de petite taille, à sternum très saillant.

Au palper on a constaté une présentation du sommet en position D. T., non engagée.

Au toucher le promontoire est accessible. Le diamètre P. s. P. mesure 10, 5. Le col est perméable, déchiré à droite.

Les bruits du cœur, à droite, sont bons.

Le 21 janvier, les bruits du cœur sont bons, la tête mobile en O. I. G. T.

Le 15 février, le diamètre B. P. est évalué à 8,4.

Le 21 février, l'accouchement provoqué est décidé. Le diamètre B.P. mesure 8,7. On introduit dans le col une mèche de gaze iodoformée. Il y a quelques douleurs dans le courant de la journée et pendant la première partie de la nuit.

Le 22 février, elle entre à la salle d'accouchements. Le col est ouvert d'environ 3 centimètres, pas tout à fait effacé.

Le 23 au matin on pose l'écarteur Tarnier. Le col est ouvert de 4 centimètres.

A midi, dilatation de cinq travers de doigt. Quelques douleurs. Tamponnement.

Le 24, écarteur et tamponnement; la dilatation est un peu plus grande, quelques douleurs.

Le 25 à 10 h. 1/2 matin la dilatation est de 6 centimètres.

L'écarteur Tarnier est mis en place à 4 heures du soir.

A 5 h. 25 il est retiré. Le col est complètement dilatable. En le déprimant avec le doigt, on touche facilement les parois du bassin. Aussi, à 5 h. 1/2, M. Chavane rompt artificiellement les membranes. Il s'écoule un liquide normal.

La tête reste très élevée au-dessus du détroit supérieur sans tendance à s'engager. Il n'y a pas de bosse séro-sanguine. Il faut terminer, car la femme est très énervée par le long espace des douleurs intermittentes, et les contractions assez douloureuses sont inefficaces.

On endort la femme et on la met en travers du lit. M. Budin se décide en faveur de la version, car la prise de cette tête mobile serait difficile avec le forceps.

Le sommet se présente en gauche transverse. M. Budin introduit la main gauche, saisit les pieds et les attire au dehors. L'évolution du fœtus se fait facilement dans l'intervalle des contractions. M. Chavane fait de l'expression sur le fond de l'utérus : le tronc et les bras sortent assez facilement.

- L'extraction de la tête est faite avec précaution et lenteur pour ne pas avoir d'enfoncement. Elle a été pratiquée pendant les contractions utérines avec deux doigts de la main droite dans la bouche, deux autres de la main gauche sur les épaules ; en même temps expression sur le front.

L'enfant naît étonné, mais il est rapidement ranimé. Il pèse 2.650 grammes.

Les diamètres sont :

Max.	12.4
OM	11
SOB	9.3
BP	8.6
BT	7.7

Le placenta ne présente rien de particulier, il pèse 580 grammes. Le cordon a 40 centimètres de long.

La délivrance se fait naturellement.

Les suites de couches sont normales. L'enfant quitte l'hôpital en parfait état, il pèse 2.800 grammes.

OBSERVATION IX. N° 596 (Budin).

Accouchement provoqué. — Tamponnement. — Écarteur. —
Accouchement spontané.

B..., 26 ans. — IV pare.

Age de la marche inconnu.

La malade a eu 3 grossesses antérieures.

Le 1er *accouchement* a eu lieu spontanément le 6 septembre 1895 à 8 mois 1/2.

Le bassin est rétréci et le diamètre P. S. P. mesure 10,4. Il existe un faux promontoire lombaire.

L'enfant pèse 2850 grammes. Il meurt le 8 septembre de purpura hémorrhagique.

2e *accouchement*, le 18 août 1896. — Accouchement provoqué à 8 mois 1/2. (Ballon de Champetier) O. I. G. T. asynclitisme postérieur.

L'enfant pèse 2430 grammes. Il est vivant.

3e *accouchement* : provoqué le 4 septembre 1898, à 8 mois. On emploie successivement : ballon de Tarnier, écarteur Tarnier, ballon Champetier. L'enfant pèse 2500 grammes.

Grossesse actuelle. — Les dernières règles sont du 25 août 1898. La grossesse évolue sans complications.

- Les diamètres de la tête fœtale sont :

Le 4 mai, 8 centimètres,
Le 18 mai, 8 cent. 7.

Le 18 mai 1899, on prépare la malade pour l'accouchement provoqué. Le 19 mai, M. Chavane introduit un paquet de gaze iodoformée dans le col et le segment inférieur, un autre dans le vagin.

Le 19 mai, à 6 heures du soir, la malade est amenée dans la salle de travail. On lui fait prendre un bain chaud très prolongé; elle a de violentes douleurs. A 9 h. 40 du soir, M. Macé l'examine : il retire la gaze iodoformée puis pratique le toucher : col long, perméable aux deux orifices.

Il est complètement ramolli. On arrive sur une poche des eaux peu volumineuse et peu saillante, derrière laquelle on atteint la tête, mais il est impossible de distinguer les sutures. La malade a de très bonnes douleurs, très peu espacées. Les bruits du cœur sont bons. Vers 2 heures du matin, elle perd un peu de sang, les membranes sont toujours intactes.

A 3 h. 1/2, douleurs rapprochées, mais la tête est toujours très élevée et très mobile : membranes intactes.

Le 20 mai, à 9 h. 1/2 du matin, la dilatation est de 2 cent. 1/2. A 10 heures la tête est toujours élevée.

A 11 h. 1/2 dilatation elliptique de 3 cent. 1/2. Les battements du cœur sont bons; les douleurs plus rares. A midi 1/2, douleurs plus fréquentes et plus intenses. La dilatation n'a pas sensiblement augmenté. La tête, malgré une certaine tendance à s'engager, est encore très mobile. Les battements du cœur sont bons.

A 1 h. 1/2 température 36° 9.

A 4 heures bain d'une heure. Les douleurs cessent.

A 7 heures du soir, les douleurs n'ont pas reparu.

Les bruits du cœur sont bons, la dilatation n'a pas augmenté, toujours 3 cent. 1/2.

A 9 heures injection vaginale, et à 10 h. 1/2, M. Perret place 2 branches de l'écarteur Tarnier. La tête n'est pas engagée.

Le 21 mai, à 4 h. 1/4 du matin, M. Perret retire les écarteurs. Les douleurs qui avaient reparu disparaissent aussitôt.

A 6 heures du matin, pas de douleurs.

A 9 heures M. Perret place de nouveau l'écarteur qu'il retire à 4 h. 1/4.

Les douleurs reviennent très rapprochées, aussitôt que l'écarteur est en place, et persistent après qu'on l'a enlevé.

A 4 h. 1/4, toilette et injection vaginale.

M. Macé rompt la poche des eaux, le doigt est maintenu à l'orifice pour que l'écoulement soit lent.

Au toucher, on trouve la suture sagittale dans le diamètre antéro-postérieur. Par un mouvement de rotation de droite à gauche, M. Perret place la suture sagittale dans le diamètre gauche. Au même instant, la tête se fixe et descend légèrement, mais elle est mal fléchie et on ne sent aucune fontanelle.

Température à 4 heures, 37° 2.

A 5 heures, M. Macé touche la malade. La tête est dans l'excavation en OIDP. On arrive sur la fontanelle postérieure à droite et en arrière; la dilatation est de 6 centimètres. Les battements du cœur sont bons.

A 5 h. 1/2 la dilatation est complète.

Le travail se fait rapidement et, à 5 h. 45, la tète se dégage en OP. Délivrance naturelle, complète à 6 h. 1/2.

Le placenta pèse 600 grammes.

Le cordon a 60 centimètres.

L'enfant, du sexe masculin, né en bon état, pèse 2930 grammes et mesure 47 centimètres.

Les diamètres de la tête sont :

OM	12,8
OF	11,6
SOB	9,2
BP	8,8
BT	8
SMB	10

Le 22 mai, en faisant la visite, on s'est aperçu que l'enfant avait du purpura.

Le 22, le purpura commence à disparaître, et le 30 il quitte l'hôpital en bon état et en bonne voie d'accroissement.

OBSERVATION X. N° 597 (Budin).

Accouchement provoqué. — Tamponnement. — Écarteur. —
Accouchement spontané.

X..., II pare.

Antécédents héréd. — Père mort de bacillose.

   «   Mère vivante et bien portante.

   «   2 sœurs bien portantes.

Ant. personnels. — L'âge de la marche est inconnu. Jamais de maladies. Réglée à 15 ans, règles très régulières.

Première grossesse en 1897. Accouchement à terme, dit la malade, d'un enfant pesant 1 kilogramme et qui a vécu. L'accouchement a été laborieux : 3 jours de travail.

La grossesse actuelle est la 2ᵉ.

Dernières règles, le 28 août. La grossesse a été bonne.

La malade vient à la consultation le 5 mai 1899.

Depuis 15 jours, douleurs dans le bas-ventre pendant la marche. A l'examen on trouve un léger excès de liquide. Le fœtus se présente par le sommet en OIDP. Au toucher, on arrive sur un promontoire sacré saillant ; au-dessous un faux promontoire moins saillant. Au-dessus on arrive sur la dernière lombaire qui forme une convexité assez marquée.

Le bassin est large sur les parties latérales, mais le sacrum est accessible dans toute sa hauteur. Les mensurations donnent :

Promonto-sous-pubien 9,8.

Promontoire haut :

Le 18 mai, M. Budin décide de provoquer l'accouchement.

Le B.P. du fœtus donne : 8,5.

On prépare la malade par des injections, toilette. Puis on fait un tamponnement vaginal de gaze iodoformée.

Le 19, M. Chavane introduit une mèche de gaze dans le col et le segment inférieur ; peu de douleurs, assez espacées, mais le col se ramollit sensiblement.

Le 20, à 10 heures du soir, M. Perret retire la mèche et place deux branches de l'écarteur Tarnier.

A 10 heures	écartement	62 millimètres	2 caoutchoucs.
11 —	—	60	—	3e
minuit	—	56	—	4e
1 heure	—	55	—	5e
2 —	—	50	—	6e

A 3 heures, M. Perret retire l'écarteur. Les douleurs cessent. Membranes intactes. Battements du cœur bons. La tête est élevée en O.I.D.T.

A 11 heures du matin, M. Perret place 2 branches de l'écarteur.

A 2 heures, la malade perd une grande quantité d'eau. M. Macé la touche ; il trouve une poche des eaux volumineuse, un col dilatable de 5 centimètres.

Pas de procubitus ni de procidence. La rupture est donc élevée. A 5 h. 1/2, M. Macé enlève l'écarteur. Toilette, injection. Au toucher, col dilaté de 6 centimètres, poche des eaux bombée, tête mobile.

A 6 h. 1/2, la nouvelle poche se rompt, le liquide est un peu abondant. Au toucher on trouve la tête en OIDT. A 9 heures, bain d'une heure.

A 10 h. 15, dilatation presque complète. La tête s'engage en transverse, et le pariétal antérieur se trouve alors plus accessible que le postérieur. Battements du cœur bons. A 11 heures, injection vaginale chaude de 5 litres ; les douleurs sont fortes, se succèdent rapidement ; la tête commence sa rotation interne. Après avoir occupé le diamètre transverse, la suture sagittale occupe le diamètre oblique droit, puis se place en antéro-postérieur, et à 11 h. 40, l'accouchement a lieu, la tête se dégage en OP.

A minuit cinq, délivrance naturelle, membranes complètes. Le périnée est intact.

L'enfant est du sexe masculin, il naît en bon état. Il pèse 2530 gr. et mesure 48 centimètres de longueur.

Diamètres de la tête :

OM	13
OF	11,4
SOB	9,5
BP	8,5
BT	8
SMB	10

Le placenta pèse 470 grammes.

Longueur du cordon 40 centimètres.

L'enfant, élevé au sein, quitte la Clinique en très bon état.

OBSERVATION XI. N° 607 (Budin).

Bassin rétréci p. p. m. 7,4. — Accouchement prématuré provoqué. — Version.

T..., ménagère, 22 ans, primipare.

Le 16 mai 1899, se présente à la consultation de la Clinique Tarnier.

une femme qui demande son admission, car elle croit que son accouchement ne se fera pas seul.

En effet, un examen sommaire à la consultation permet de reconnaître que l'on se trouve en présence d'une femme rachitique dont le bassin est très rétréci. De plus, cette femme paraît avoir un enfant assez gros, quoi qu'elle ne soit guère qu'au 8e mois de la grossesse. Elle est donc admise.

Ant. héréd. — Rien du côté du père. Sa mère aurait été comme elle taille petite, tête d'une grosseur relativement forte et les jambes un peu tordues.

Elle a eu 6 enfants, dont 4 encore vivants.

Accouchements toujours laborieux, surtout le dernier, qui a nécessité une application de forceps : enfant venu mort.

Ant. pers. — Aspect rachitique, taille : 1 m. 43.

Parenthèse fémorale assez forte, et les tibias sont légèrement incurvés. Courbure à convexité dirigée en dedans, courbure marquée surtout à gauche.

Du côté du crâne, quelques déformations. La tête est assez volumineuse, à bosses frontales saillantes.

Il y a une légère asymétrie de la face ; un peu de prognathisme. Tout cela rappelait assez bien ce que Pajot a décrit sous le nom « d'air de famille des rachitiques. »

Elle a marché vers 4 ans. Dès son enfance, elle a eu les jambes courbées. Les règles ont commencé à 14 ans et toujours très irrégulières. Extérieurement on constate un bassin rachitique.

Diamètre :

> Bi-épineux 25 1/2
> Bis-iliaque............................... 25 1/2

au lieu de la normale 30 c.

Le diamètre de Baudelocque donne 16 c. au lieu de la normale 20 c. C'est donc un bassin rétréci.

Le toucher vient confirmer ce diagnostic : en effet, on trouve un angle sacro-vertébral très bas et très proéminent, en sorte que le Diam. p. s. p. mesure 8,5. Retranchant 1 c. 1/2 on a un bassin de 7 c.

Mais comme le promontoire est assez bas, la distance à retrancher n'est guère que de 1 c., ce qui donne 7 c.

Les diamètres obliques sont moins grands, mais cependant il y a un peu de place sur les côtés, surtout à droite.

Or, au moment où la femme vient consulter, elle se trouve à peu près à 8 mois 1/2. Les dernières règles ont eu lieu du 29 août au 2 septembre.

1re présentation constatée : OIDP. Bruits du cœur normaux.

Quels sont les diamètres de la tête fœtale? Nous savons que, généralement à 8 mois, le diamètre BP, qui est surtout intéressant, mesure chez un enfant bien constitué, environ 8 centimètres. M. Perret, avec son céphalomètre, constate que le diam. B. P. de l'enfant est de 8 c. 5.

On est donc en présence d'une femme au 8e mois de sa grossesse avec un enfant dont le diamètre BP = 8,5, et le bassin environ 7,5.

Le jeudi matin, 18 mai, M. Budin examine cette femme avec soin et arrive aux conclusions suivantes :

(α) Ou il faut provoquer immédiatement l'accouchement, ce qui ne fait courir aucun danger à la femme, mais ne donne que peu de chances de survie à l'enfant.

(β) Ou il faut attendre quelque temps, c'est-à-dire jusqu'au terme présumé de la grossesse et pratiquer une opération césarienne ou une symphyséotomie, ce qui donnera plus de chances de survie pour l'enfant, mais fera courir quelques risques à la parturiente. Cette dernière, après avoir consulté son mari, déclare absolument ne vouloir courir aucun risque pour elle.

Le 18 mai, l'accouchement provoqué est donc décidé. On prépare la femme, et, après toilette, on fait un tamponnement vaginal à la gaze iodoformée. Ce tamponnement reste en place jusqu'au vendredi 19 mai, jour fixé pour l'accouchement provoqué. M. Macé retire d'abord le tampon de gaze iodoformée, puis, après avoir mis la femme dans la position obstétricale, il fait une toilette vaginale et introduit une sonde de Krause n° 18. Pour cela il applique d'abord deux doigts de la main gauche sur la lèvre postérieure du col et puis, de sa main droite, il introduit la sonde *avec douceur à travers le col*, et pénètre ainsi peu à peu à travers l'orifice interne dans le segment inférieur de l'utérus, décollant ainsi légèrement les membranes.

La femme est ensuite remise dans le décubitus dorsal avec recommandation expresse de bouger le moins possible.

Cette première intervention ne donne aucun résultat. La femme, en effet, garde la sonde sans aucune difficulté et sans aucune douleur jusqu'au soir à 8 heures.

A ce moment, M. Macé voyant l'inutilité de cette 1re sonde, la retire et en introduit une autre n° 30. Au moment où la sonde est presque en place, il se produit un léger écoulement sanguin.

M. Macé retire alors la sonde d'à peu près 2 centimètres, puis fait une injection vaginale suivie d'un tamponnement à la gaze iodoformée.

A 7 heures du soir, la malade n'avait encore aucune douleur. On la laisse reposer jusqu'au lendemain soir, 20 mai.

Ce jour-là, M. Perret trouve :

1° Qu'il n'y a aucune contraction ;

2° Que la sonde est toujours à la même place où M. Macé l'a mise ;

3° Une poche des eaux et des membranes qui paraissent intactes. Il semble cependant qu'il s'est écoulé un peu de liquide, mais sans doute la déchirure est très élevée, car on ne peut la toucher ;

4° Probablement par suite de cet écoulement le fœtus a changé de position, et il se trouve en A. I. D., de O. I. D. P., où il était.

Le 20, la position constatée avait été AID. M. Perret commence par transformer cette position vicieuse en position du sommet par version faite par manœuvres externes.

De plus, pour que cette position ait des chances de devenir stable, il assujettit le fœtus au moyen de deux tampons qu'il place sur les parois abdominales de chaque côté, et reliés par un bandage de corps assez serré. Puis il retire la sonde, et après toilette et injection vaginale, il se décide à placer deux branches de l'écarteur Tarnier. Pour cela, après avoir mis la femme en position obstétricale, il explore l'orifice utérin, puis introduit de la main droite la branche gauche qu'il glisse sur ses doigts de a main gauche prise comme guide. S'assurant alors que l'ailette a franchi le relief supérieur du col, il la prend à pleine main et la refoule vers la paroi gauche du bassin, puis la donne à un aide qni la maintient solidement dans cette position.

Il introduit ensuite de la même manière la branche droite; articule les deux branches et s'assure par le toucher que les ailettes sont bien en place. Le caoutchouc est ensuite placé. La femme est remise dans la position obstétricale et on attend les contractions.

A 11 heures, il se produit une première contraction et, à ce moment, l'écartement est de 67 millimètres.

	à 11 h. 1/2	2ᵉ caoutchouc	57 mm. d'écartement	
	à 12	3ᵉ —	50	—
	à 1	4ᵉ —	52	—
	à 2	5ᵒ —	50	—

De 2 heures du matin à 3 heures, l'écartement ne diminue pas. On retire l'écarteur, le col est dilaté *transversalement* mais aussitôt l'écarteur enlevé, il revient sur lui-même et la dilatation est alors d'environ 2 centimètres.

Les douleurs cessent et ne reparaissent qu'à de rares intervalles.

Le 21, situation à peu près la même, tête toujours très élevée débordant. OIDT.

M. Budin conseille de remettre l'écarteur. Il est remis vers 10 heures avec 3 caoutchoucs.

De 10 heures du matin à 4 h. douleurs assez énergiques et peu espacées. L'écartement varie de 50 à 45.

A 4 heures on retire l'écarteur. Col long de 2 à 3 centimètres, dilaté d'environ 2 centimètres dans toute sa hauteur. On arrive sur la poche des eaux qui bombe, et on sent la tête derrière.

On laisse reposer la femme, l'enfant ne souffre pas.

A 7 h. 1/2 bain chaud d'une heure. A la suite de ce bain : contractions et rupture de la poche des eaux. Liquide amniotique normal et en petite quantité. Nous sommes le 21 mai à 8 h. 1/2 du soir.

Plus de douleurs à 9 h. Fœtus en OIDT.

A 10 h. 1/4, col long, perméable dans toute sa longueur et dilatable d'environ 1 cent. 1/2 à 2 centimètres. Tête encore très élevée. Membranes rompues.

A 10 h. 3/4 écarteur avec 2 caoutchoucs. L'écoulement du liquide continue un peu.

Les douleurs, qui avaient repris à minuit, cessent à 1 h. le 22 mai, et la femme s'endort.

A 2 heures les douleurs deviennent un peu plus intenses. Les branches de l'écarteur se rapprochent sensiblement. Liquide amniotique peu abondant. B. d. C. bons.

Les douleurs ayant paru plus intenses depuis 2 heures, à 4 h. 1/4 M. Chéron retire l'écarteur et trouve le col plus dilatable, mais la tête est toujours très élevée, le fœtus est en OIGT.

A 8 h. 1/4 les douleurs ont disparu. B. d. C. bons.

A 7 h. 1/2 du matin, M. Chéron trouve un col long, perméable dans toute sa longueur, laissant pénétrer environ 2 doigts et étant dilatable d'environ 2 centimètres.

On sent une bosse séro-sanguine assez volumineuse. On replace l'écarteur avec 2 caoutchoucs. Température 36, 8. La femme ne souffre donc pas, malgré ce long travail et il n'y a pas urgence à terminer l'accouchement. Le 22 mai à 9 heures, température 36°.

A 9 heures du matin, M. Perret met un caoutchouc de plus à l'écarteur. B. d. c. bons, pas de douleurs.

A 10 h. 3/4, M. Budin trouve les parties vaginales assez souples.

A midi, M. Planchon enlève l'écarteur et constate que le col revient sur lui-même. Il fait alors faire une toilette et applique un tampon de gaze iodoformée. A 3 heures, injection de 2 litres d'eau à 38° pour tâcher de réveiller les contractions utérines. Malgré cela, pas de douleurs.

A 4 h. 1/2, le col est assez long, mais dilaté dans toute sa hauteur, environ 3 centimètres. La tête est toujours au détroit supérieur et très élevée.

La femme n'est pas mal, température 36°, 5.

M. Planchon remet l'écarteur et 4 caoutchoucs. A 6 heures on ajoute un caoutchouc. A 8 heures un autre caoutchouc. La femme accuse quelques douleurs rénales.

A 9 heures, l'écarteur est enlevé, le col est revenu sur lui-même, toujours de 3 centimètres. — Toilette, puis tampon de gaze iodoformée dans le vagin.

Le 23 mai, à 5 heures du matin, M. Planchon trouve le col dilatable de 2 centimètres. — Toilette et écarteur avec 3 caoutchoucs. On ajoute un caoutchouc toutes les heures : 6 en tout.

Les douleurs sont continuelles, B. d. c. bons.

A 7 h. 1/2 dilatation de 3 centimètres. On retire l'écarteur, le col revient sur lui-même, mais reste dilaté de 3 centimètres. Toilette, injection chaude, puis tamponnement intra-cervical et vaginal avec un paquet de gaze iodoformée.

A 9 h. 1/4, M. Budin trouve un col souple, on peut y introduire environ 3 doigts; mais l'orifice interne et l'orifice externe résistent beaucoup.

M. Budin fait remettre l'écarteur. La femme, quoique très bien, a 37°, 9. La poche des eaux est rompue depuis 2 heures environ, il y a donc urgence à terminer l'accouchement.

On replace l'écarteur jusqu'à 1 heure. A ce moment, col long, perméable, dilatable dans toute sa hauteur. On sent la tête et une bosse séro-sanguine. M. Macé introduit le ballon de Champetier de Ribes grand modèle. Il s'écoule alors un peu de liquide citrin.

A 2 h. 1/4, aucune douleur, sauf quelques douleurs rénales.

A 3 h. 1/4, la femme est endormie au chloroforme.

M. Budin fait remarquer qu'il craint que le bassin ne soit très rétréci pour laisser passer la tête dernière et peut-être sera-t-il obligé de faire une basiotripsie.

M. Budin dégonfle peu à peu le ballon en retirant quelques gouttes de liquide, et fait quelques tractions. On trouve un col long mais dilatable sur toute sa hauteur. On peut passer la main jusqu'à l'orifice externe, mais il est tellement résistant que M. Budin se décide à pratiquer quelques incisions sur le col : l'une à gauche un peu longue et l'autre sur la partie antérieure du col. Il s'écoule un peu de sang.

Le passage de la tête fœtale sera difficile, car on sent une résistance entre la paroi utérine et l'excavation pelvienne; la main passe à peine à frottement. La tête est toujours très élevée au-dessus du détroit supérieur.

Enfin, M. Budin arrive à saisir le pied antérieur qu'il amène à la vulve et sur lequel il fait des tractions. Le pied postérieur se dégage assez facilement ainsi que le reste du tronc du fœtus. Mais, arrivé à l'extraction des bras, M. Budin se trouve encore géné par leur élévation. Prenant alors le bras antérieur d'abord, entre le médius et l'index droits, il parvient à le ramener dans la vulve.

Il fait de même pour le bras postérieur. Reste la tête qui est encore très élevée et ne s'engage pas. M. Budin, aidé de M. Perret, va alors pratiquer la manœuvre de Champetier de Ribes.

Pour cela (le sommet étant en O.I.G.T.), M. Budin introduit la main gauche et va à la recherche de la bouche du fœtus. Il prend alors un point d'appui solide sur le membre inférieur. Il cherche alors à entraîner le menton en arrière, puis à fléchir la tête.

Puis, il introduit sa main droite au-dessus des épaules du fœtus, de manière à enserrer le cou entre l'index et le médius. Il refoule alors la tête le plus possible dans la partie gauche, cherchant ainsi à substituer le **diam. B.T.** au diam. B.P. et tâche d'incliner la tête de manière à **engager** d'abord la bosse pariétale postérieure.

A ce moment, M. Perret, à genoux sur le lit, refoule, à l'aide de ses deux mains, le front de droite à gauche et appuie fortement sur la tête fœtale pour lui faire franchir le détroit supérieur.

La tête peut enfin franchir le détroit supérieur, et, à ce moment, il se produit un ressaut caractéristique que M. Budin sent très nettement et dont peuvent s'apercevoir les personnes présentes. L'obstacle est donc franchi et la tête se trouve en T dans l'excavation ; il ne reste plus qu'à pratiquer la manœuvre de Mauriceau, ce que fait M. Budin.

L'enfant est extrait ; le périnée est intact.

Cet enfant est un garçon, qui naît en état de mort apparente. On ne peut le ranimer, il a succombé.

On continue le chloroforme pour examiner le bassin :

Bassin très rétréci dont le diam. P.s.P. = 8.9.

On cesse le chloroforme. L'utérus se contracte. La femme ne perd pas.

A 4 heures, la délivrance se produit spontanément et complète.

L'accouchement a duré du 19 mai au matin au 23 à 3 heures de l'après-midi.

Les membranes étaient rompues depuis le 21.

On fait une injection au sublimé et un tamponnement à la gaze iodoformée, à cause des incisions qui ont été faites.

La malade n'a pas eu de température, les lochies sont sans odeur, elle va bien,

Le 25 un peu de diarrhée et quelques tranchées utérines, mais sans importance.

Autopsie de l'enfant. — Enfoncement du pariétal. Le cuir chevelu est décollé. Le cerveau était congestionné au niveau de la dépression pariétale, la substance cérébrale est normale. Aucune lésion viscérale.

Cet enfant était bien constitué. Poids : 3.540 grammes, et cependant nous ne sommes qu'au 8e mois. Longueur 45 centimètres.

Diamètres de la tête :

```
OM............................   1
OF............................  11
SOB...........................   9 1/
BP............................   8.5
BT............................   7.5
SMB...........................   8.8
```

La tête était assez ossifiée ; il n'y avait aucun chevauchement des os. Suites de couches normales.

OBSERVATION XII. N° 1187 (Maygrier).

Bassin généralement rétréci. — Accouchement provoqué. — Syphilis.

B..., 30 ans, lingère.

A. H. Père mort à 43 ans.

Mère bien portante.

A. P. A commencé à marcher à 4 ans : Variole, rougeole, fièvre typhoïde à 22 ans.

P. Règles à 16 ans. Régulières, abondantes, non douloureuses.

En 1885 (à 16 ans), a eu la syphilis, chancre sur la lèvre, elle est soignée à Saint-Louis. Chute des cheveux, roséole, violents maux de tête.

Syphilides impétigineuses du cuir chevelu. Eruption papuleuse sur le tronc. La malade est restée 6 mois en traitement à Saint-Louis.

Grossesses antérieures. — Enceinte pour la première fois il y a 5 ans, elle vient consulter à la Clinique vers le 5ᵉ mois. On la soumet immédiatement au traitement anti-syphilitique ; mais 15 jours plus tard elle fait un avortement. Fœtus macéré.

Deuxième grossesse. — En janvier 1898. Ne suit pas de traitement. Etant presque à terme, elle va consulter à Baudelocque où on se dispose à lui faire une symphyséotomie ; mais l'enfant étant mort 3 jours avant l'accouchement, il est extrait par une basiotripsie.

Troisième grossesse (actuelle). — D.R., 25 décembre. La grossesse évolue sans incidents, la malade ne suit pas de traitement.

Elle vient à la Clinique le 18 juillet car elle ne veut pas de symphyséotomie. La femme ne raconte rien de ses antécédents syphilitiques.

Examen : Taille 1 m. 36.

Cœur et poumons normaux.

Sternum saillant, front bombé, fémurs et tibias incurvés, bassin généralement rétréci. P. s. P. = 9,8. Le promontoire est élevé, très saillant. La symphyse est élevée, large, fort inclinée de haut en bas et d'avant en arrière. Le fœtus vivant se présente en O.I.G.T.

17 septembre. — Le diamètre B. P. mesure 8,4. On décide alors de provoquer le travail et de faire accoucher prématurément cette femme.

La malade est préparée en vue de cette intervention et le 19 septembre 1899, à 9 h. 30 du matin, M. Schwaab place un ballon Tarnier au-dessus de l'orifice interne et le gonfle avec 80 grammes de liquide.

5 heures soir. Apparition des douleurs, elles sont énergiques, mais pendant la nuit elles se calment et la femme dort.

20 septembre, 9 h. 1/2 matin. Le ballon est toujours en place, la dilatation est de 1 centimètre. Pendant toute la journée, les douleurs sont espacées et peu énergiques.

5 h. 45 soir. M. Maygrier fait retirer le ballon et place l'écarteur. Les douleurs deviennent de suite plus fortes et reparaissent tous les quarts d'heure.

8 h. 1/2. Douleurs énergiques toutes les 10 minutes. B. d. C. bons.

9 h. 1/2. La poche des eaux se rompt, les contractions sont régulières et fortes.

10 h. 1/2. On retire l'écarteur. Les douleurs cessent et la femme dort jusqu'au lendemain matin.

21 septembre, 7 h. matin. Grand bain. Les douleurs se réveillent et deviennent vite très énergiques, la tête se fixe en G. T. — B. d. C. bons.

10 h. 1/2. On fait remettre l'écarteur et ou ajoute un caoutchouc toutes les heures, jusqu'à 4 heures du soir. moment où on retire l'écarteur. Les douleurs pendant ce temps sont irrégulières. Elles continuent ainsi toute la nuit.

22 septembre, 9 h. 1/2 matin. M. Maygrier examine la femme, il trouve un col souple, dilaté de 3 à 4 centimètres et assez facilement dilatable; il décide d'intervenir plus activement.

La femme est endormie et placée en position obstétricale. M. Maygrier introduit dans le col deux doigts de chaque main, les met d'abord dos à dos, puis les éloigne ensuite l'un de l'autre afin d'agrandir la dilatation, d'après le procédé de Bonnaire, ce qui se fait assez facilement dans le cas présent,

En dirigeant ses tractions tantôt dans le sens antéro-postérieur, tantôt dans le sens transversal, aidé de M. Chavane qui le remplace lorsqu'il est fatigué, M. Maygrier achève la dilatation en 15 minutes.

Il décide enfin d'extraire l'enfant au moyen du forceps appliqué au détroit supérieur. La tête est en O.I.G.T.

Pendant que M. Maygrier place le forceps, M. Chavane maintient solidement la tête à travers la paroi abdominale. Le forceps est placé assez facilement. La cuiller gauche à gauche et en arrière sur l'apoplyse mastoïde gauche; la cuiller droite est placée ensuite à droite, d'abord en arrière, puis ramenée en avant, jusque sur la région fronto-malaire droite.

Les choses étant ainsi, M. Maygrier attend une contraction et lorsqu'elle se produit, il fait des tractions lentes et soutenues en tirant en bas, pendant que M. Chavane fait de l'expression à travers la paroi abdominale et surveille la détente de la tête. Celle-ci s'engage en transverse, franchit le détroit supérieur en faisant un léger ressaut.

Lorsque la tête est sur le périnée, il lui fait exécuter sa rotation interne et l'extrait ensuite sans difficultés. Le périnée est intact.

L'enfant pesant 2.520 grammes, naît en état de mort apparente. On lui enlève les mucosités qui encombrent la trachée et il est ranimé sans insufflation. Le pariétal droit présente un aplatissement sans enfoncement.

Délivrance normale. Placenta 420 grammes Son examen et celui du fœtus font penser à la spécificité de la mère. Celle-ci, pressée de questions, finit par raconter ce que nous avons dit à ce sujet. Les diamètres de la tête fœtale, pris immédiatement après l'accouchement, sont :

OM.............	13.3		OM.............	13
OF.............	11.7		OF.............	11
SOB...........	9.3	48 h. après :	SOB...........	9.0
BP.............	8.0		BP.............	8.4
BT.............	6.6		BT.............	7.5

Dès le troisième jour, l'enfant présente une teinte jaune, le foie est énorme, la rate grosse et tranchante

On le soumet au traitement : liqueur Van Swieten, bain de sublimé, frictions mercurielles.

Garde-robes granuleuses, Un peu de diarrhée. Pepsine.

Sous l'influence de ce traitement, son état général s'améliore et il augmente rapidement de poids.

Il présente au niveau du frontal, où était appliquée la branche du forceps, une induration qui va s'améliorant tous les jours.

Le 26 octobre 1899, il quitte le service en parfait état et pesant 3.180 grammes. La mère va également très bien.

OBSERVATION XIII. N° 1309 (Maygrier).

Bassin généralement rétréci. — Accouchement provoqué. — Version. —
Enfant vivant.

La nommée R. 31 ans, IIpare, entre à la clinique le 11 octobre 1899.

A. H. Père mort à 40 ans d'une maladie de foie.

Mère bien portante ainsi qu'une sœur.

A. P. Ne sait à quel âge elle a marché, pense que c'est vers 3 ans 1/2.

P. R. à 15 ans, régulières.

Grossesse antérieure. Symphyséotomie en 1894 à la Charité, par M. Budin. L'enfant vécut dix heures.

Grossesse actuelle. Dernières règles du 16 au 25 février.

Examen. Femme petite, de 1 m. 40, fortement touchée par le rachitisme : bosses frontales saillantes, palais ogival.

Membres courts, fémurs et tibias incurvés. L'espace entre les tibias est de 9 cent. 3.

Les diamètres externes du bassin sont :

Bis-iliaque = 26.

Bi-crête = 27.

Baudelocque = 16,5.

Bi-trochanter = 21,5.

Examen obstétrical. Le palper est extrêmement difficile à cause des contractions utérines d'une part, et, d'autre part, à cause de la symphyséotomie antérieure qui a laissé la femme extrêmement sensible. Il s'est, en outre, formé au niveau de la cicatrice, en arrière, une plaque fibreuse qui empêche d'explorer le détroit supérieur. La céphalométrie externe pratiquée dans ces mauvaises conditions, donne 85 comme mesure du diamètre B. P.

A un moment donné, M. Chavane peut arriver à sentir la tête dans le flanc et la ramène au détroit supérieur.

Pour pouvoir explorer le bassin, on est obligé de donner du chloroforme.

On trouve alors que la dernière pièce lombaire forme une saillie considérable en avant et dont le point déclive est au promontoire. On sent facilement le pourtour du détroit supérieur.

Le diamètre p. s. p. mesure 95 millimètres.

Le diamètre transverse du D. S. mesure 11 centimètres dans sa plus grande largeur.

Comme conséquence de cet examen, M. Maygrier décide de faire accoucher cette femme de suite. Il faut dire que la femme se refuse absolument à tout autre intervention.

18 octobre, 11 h. 20 matin. M. Chavane, après avoir préparé la femme par des soins antiseptiques, introduit un doigt dans le col et se propose de placer une mèche de gaze dans le col et dans le segment inférieur, mais il se laisse dilater assez facilement pour qu'on puisse y introduire deux doigts et alors M. Chavane place de suite l'écarteur Tarnier qui va agir non comme dilatateur, mais comme excitateur.

On place d'abord 2 caoutchoucs sur les branches de l'écarteur.

A midi,   3ᵉ caoutchouc.

  1 h. 1/4 4ᵉ   —

  2 heures 5ᵉ   —

A 2 h. 1/2 la femme commence à avoir des douleurs régulières.

A 4 heures 6ᵉ caoutchouc.

A 5 heures 7ᵉ caoutchouc et à 6 h. 1/2 on retire l'écarteur. Le col, à ce moment est dilatable de 4 centimètres mais il a encore une longueur de 2 centimètres. M. Chavane bourre alors la région inférieure du segment inférieur, le col et le vagin avec de la gaze iodoformée.

19 octobre, 2 heures du matin. Les douleurs sont énergiques, fréquentes et durent de 40 à 50 secondes.

5 heures, on retire le tampon de gaze. La dilatation est à peu près la même, mais le col s'est considérablement ramolli. La tête est toujours élevée, les b. d. c. sont bons. On replace l'écarteur avec 3 caoutchoucs et jusqu'à 9 heures du matin, on ajoute un caoutchouc toutes les 1/2 heures.

10 heures du matin. M. Maygrier fait retirer l'écarteur et se décide, vu la souplesse du col, à terminer l'accouchement. Il est 10 h. 30. Il fait endormir la femme et procède à la dilatation manuelle par le procédé de Bonnaire. Lorsqu'il est fatigué, MM. Chavane et Perret le remplacent tour à tour. A 11 h. 15, le col est complètement dilatable.

M. Maygrier va faire la version.

Le fœtus est en O. I. G. T., les membranes sont intactes.

M. Maygrier introduit la main gauche, rompt les membranes et va à la recherche des pieds. Il saisit le pied droit et l'amène à la vulve. M. Perret fait de l'expression.

Le tronc est dégagé sans difficulté, la tête passe à travers le détroit supérieur assez facilement, d'autant plus que M. Perret fait son expression en mettant l'utérus en antéversion légère au moment où la tête affleure le dét. sup.

La manœuvre de Mauriceau est rendue un peu difficile à cause de l'orifice externe qui enserre la tête suivant la grande circonférence S. O. F. Néanmoins M. Perret finit par terminer l'extraction d'un enfant du sexe masculin pesant 2.200 grammes qui était en état de mort apparente, mais qui est ranimé sans insufflation et dont le diamètre B. P. mesure 78 mm.

La délivrance ne présente rien d'anormal, le placenta pèse 370 grammes.

L'enfant mis en couveuse va bien pendant les cinq premiers jours. Le soir du 6e jour il a un léger refroidissement et sa température s'abaisse à 35,7. Il a un peu de diarrhée qui disparaît avec un peu de benzo-naphtol.

Mais peu à peu il prend un teint bronzé, se cyanose ; on lui donne des bains, des frictions ; on lui fait des injections de sérum. Son poids, descendu d'abord à 1.950 grammes le 23, était remonté à 1,990 dans la journée du 24, mais depuis il diminue de nouveau, et le 26 à 1 heure il ne pèse plus que 1.930 grammes.

La température monte à 38°.

L'ombilic est rouge, le teint général de plus en plus bronzé, les urines très foncées.

Le 17 l'enfant a encore diminué, il ne pèse plus que 1.900 grammes. Son état général s'aggrave et il meurt le 28 à 3 heures du matin.

A l'autopsie on constate une infection généralisée dont le point de départ a été l'ombilic. Les poumons laissent sourdre à la pression une assez grande quantité de pus sur des coupes faites un peu dans tous les sens.

Quant à la mère, elle va trèsbien et elle quitte l'hôpital le 5 novembre en parfait état.

OBSERVATION XIV. N° 1350 (Maygrier).

Bassin rétréci. — Accouchement prématuré provoqué. — Version. — Forceps. — Enfant vivant.

La nommée B... âgée de 22 ans, Ipare, entre à la clinique le 15 septembre 1899.

A. H. — Père bien portant.

Mère morte tuberculeuse.

Deux frères en bonne santé.

A. P. — Age de la marche inconnu.

Pas de maladies de l'enfance.

Premières règles à 14 ans, régulières. Durée 4 jours.

Grossesse actuelle. — D. R. 15-19 janvier 1899.

Rien à signaler pendant sa grossesse.

A son entrée à l'hôpital, l'examen nous apprend que c'est une femme petite, mesurant 1 m. 37.

Les fémurs et les tibias sont incurvés au dehors, le front est bombé, le sternum saillant, les mains courtes.

Les diamètres externes du bassin sont :

    Bis-iliaque........................ 20,5
    Bi-crête........................... 24,2
    Baudelocque 16,2

Au palper on trouve un utérus remontant à 3 doigts de l'appendice xiphoïde.

La tête est mobile au détroit supérieur.

Dos à gauche, bruits du cœur bons.

Au toucher le col est long, fermé, l'orifice externe lenticulaire. Le bassin examiné sous le chloroforme est généralement rétréci, le côté droit un peu plus large que le gauche, le promontoire élevé et le diamètre p. s. p, mesure 97 millimètres.

Le 18 octobre, la tête fœtale, mesurée à travers la paroi abdominale, a 80 millimètres de diamètre B. P.

Le 23, ce diamètre est de 82 millimètres.

M. Maygrier décide de provoquer l'accouchement de suite, et la femme est préparée en vue de cette intervention.

Le 26 octobre, à 10 heures du matin, M. Chavane fait endormir la femme et la place en position obstétricale. A ce moment, la tête est élevée et mobile au-dessus du détroit supérieur, le fœtus se présente en OIDT ; le col est fermé, l'orifice externe est punctiforme.

M. Chavane introduit un doigt jusque sur l'orifice externe, et, peu à peu, il réussit à pénétrer dans le col jusqu'au-dessus de l'orifice interne qui est souple et ramolli.

Il est impossible d'introduire deux doigts, car l'orifice externe est dur et résistant. M. Chavane introduit une mèche de gaze jusque dans le segment inférieur, le col et le vagin.

2 h. 15 soir. — La femme n'a pas eu de douleurs.

A l'examen on trouve un col dilaté de un centimètre; non seulement on ne peut y faire pénétrer deux doigts, mais celui qui y est, s'y trouve tellement serré qu'il porte une empreinte circulaire comme s'il avait été pris par un anneau de caoutchouc.

M. Chavane place alors l'écarteur et le tend avec 4 caoutchoucs ; l'écartement est alors de 75 millimètres. Pas de contractions.

6 heures soir. — L'écartement n'est plus que de 65 millimètres. On retire l'instrument ; le col permet l'introduction de 2 doigts, l'orifice interne se laisse dilater facilement et le col est complètement effacé : l'orifice externe seul résiste :

On tamponne le segment inférieur et le vagin avec de la gaze iodoformée. La femme n'a toujours pas de douleurs et dort une partie de la nuit.

27 octobre, 4 heures matin. On retire le tampon et on remet l'écarteur ; on y place 4 caoutchoucs, et toutes les heures, on en ajoute un.

Toujours pas de contractions.

10 heures matin. M. Maygrier examine la femme, l'écarteur étant en place. Il constate que, sous l'influence de la tension produite par les anneaux de caoutchouc, l'orifice externe, enserrant les branches de l'écarteur près de leur extrémité, l'instrument s'est élevé dans la cavité utérine de façon à ce que le point de jonction des branches se rapproche de l'orifice du col.

Ce fait, observé déjà depuis longtemps, mais non encore signalé, se produit lorsque la partie fœtale n'étant pas engagée n'applique pas les ailettes de l'instrument sur le col.

De plus, il se produit ce qui a été observé dans le cas présent. La pression des branches ne s'exerce plus sur les bords du col et ce sont les extrémités des ailettes qui viennent s'appliquer contre les parois du segment inférieur, menaçant de les perforer si la pression est trop forte ou si l'instrument reste trop longtemps en place. Chez notre malade, une légère éraillure commençait à se produire à ce niveau. Or, dans les basssins rétrécis la partie fœtale est presque toujours élevée, et si on se sert de l'écarteur il faudra en surveiller attentivement l'action et quelquefois rejeter l'emploi de cet instrument.

11 heures matin. L'écarteur étant retiré, on le remplace par le petit ballon de Champetier que l'on gonfle avec 180 grammes de liquide.

La femme a quelques douleurs espacées, peu énergiques.

10 heures soir. — Le ballon est dans le vagin, on le retire. Le col est souple, dilatable de 5 à 6 centimètres. On fait un nouveau tamponnement à la gaze iodoformée. Les douleurs sont toujours rares et faibles, la malade dort presque toute la nuit.

28. 6 heures matin. — On donne un grand bain d'une heure.

8 heures. — On retire le tampon de gaze. L'état du col est resté stationnaire. Soins antiseptiques.

10 heures. — La femme, endormie et transportée à la salle d'opération, est placée en position obstétricale.

M. Chavane, aidé de M. Perret, fait la dilatation manuelle d'après le procédé de Bonnaire.

10 h. 5. — La dilatation est complète. M. Chavane va extraire l'enfant par la version.

Le fœtus est toujours en O.I.D.T.

M. Chavane introduit la main droite dans les organes génitaux, rompt les membranes et va à la recherche des pieds.

La main, introduite jusqu'au fond de l'utérus, trouve le siège, suit la cuisse antérieure et arrive sur le pied qui se trouve derrière l'occiput du fœtus, celui-ci ayant la tête entre les jambes.

Le pied gauche étant saisi, est amené au dehors.

L'évolution se fait facilement.

Mais pendant l'extraction du tronc, M. Chavane fait faire au fœtus une rotation sur lui-même, afin de replacer l'occiput du côté droit qui, comme nous le savons, est le côté le plus large du bassin.

Les bras sont alors dégagés.

M. Chavane place ensuite le fœtus à cheval sur l'avant-bras droit et introduit l'index et le médius de cette main dans la bouche du fœtus ; deux doigts de la main gauche sont placés à cheval sur les épaules, et pendant que M. Perret fait de l'expression, M. Chavane fait des tractions sur le maxillaire inférieur. La tête franchit assez facilement le détroit supérieur et arrive dans l'excavation, mais là elle est arrêtée par la rigidité du périnée, et la manœuvre de Mauriceau est impossible à cause de la résistance des parties molles.

Cependant M. Chavane exécute la rotation interne et décide d'extraire la tête avec le forceps.

Il place la branche gauche la première et à gauche, la branche droite la seconde et à droite, articule et place le tracteur.

Il exerce ensuite des tractions lentes, soutenues et énergiques, et peu à peu dégage la tête sans déchirure du périnée. Il est 10 h. 35.

L'enfant naît étonné, mais il est assez vite ranimé.

C'est un garçon qui pèse 2,300 grammes.

Les diamètres pris immédiatement sont :

OM.........	11,9		OM.........	11,2
OF.........	11		OF.........	10,7
SOB........	8,4 le lendemain :	SOB........	8,5
BP.........	8,1		BP.........	8,2
BT.........	7,2		BT.........	7,9

La délivrance se fait naturellement. Elle est complète et ne présente rien de particulier.

Le 17 novembre l'enfant pèse 2.700 gr. Il quitte l'hôpital allaité par sa mère et en parfait état.

Que conclure de ces observations ?

En ce qui concerne les femmes, non seulement la mortalité a été nulle, mais aussi la morbidité.

Quant aux enfants, 3 ont succombé, c'est donc une mortalité brute de 21, 4 0/0.

Tous les autres sont sortis en bon état du service et notre consultation de nourrissons nous a permis de voir qu'ils sont encore aujourd'hui bien portants. Examinons les 3 cas fatals.

Dans le premier, Obs. n° 196, l'enfant commence par bien aller; mais quelques jours après il est atteint d'infection ombilicale et meurt.

Dans le second cas, n° 607, nous savions à l'avance que la tête passerait difficilement, si tant est qu'elle pût passer puisque, suivant nous, son diamètre B. P. mesurait 1 centimètre de plus que le diamètre p. p. m. du bassin.

La femme venait nous consulter trop tard et M. le Pr Budin pensait que l'accouchement, provoqué dans ces conditions, ne donnerait pas de bons résultats et la symphyséotomie ou l'opération césarienne à terme lui semblait indiqué. Mais la femme consultée se refusa énergiquement à toute opération, son mari déclara également qu'il ne voulait pas que sa femme courût aucun risque. M. le Pr Budin n'avait donc pas le choix, il fallait faire accoucher cette femme de suite, tout retard ne pouvant qu'augmenter la disproportion qui existait déjà entre le volume du fœtus et les dimensions du bassin. Plus on attendrait, plus l'enfant aurait des chances de succomber. On en eut la preuve lorsque, après sa naissance, on vit qu'il pesait déjà 3550 grammes.

Enfin, dans le cas du n° 1309, l'enfant va bien pendant 5 jours, mais le sixième il est atteint d'infection ombilicale et succombe le neuvième.

Nous voyons donc qu'en réalité aucune de ces morts n'est imputable à l'accouchement prématuré; la symphyséotomie aurait peut-être sauvé l'enfant du n° 607; mais la mère, refusant toute opération, on ne pouvait utiliser ce mode d'intervention.

Mais ce qu'il est bien permis de regretter, c'est que dans un service d'accouchement comme la clinique Tarnier, il n'existe pas de service d'isolement, car à cette incurie est due la mort de nos deux autres enfants et, hélas! celle de bien d'autres.

Budin dans sa leçon d'ouverture déplorait déjà ce triste état de choses; depuis il n'a cessé de réclamer l'installation de ce service et ses efforts vont enfin faire cesser cette anomalie : l'absence d'un service d'isolement dans la clinique qui porte le nom du maître de l'antisepsie obstétricale : j'ai cité Tarnier.

Quoi qu'il en soit et prenant les choses telles qu'elles sont, si nous comparons les résultats obtenus à ceux de la symphyséotomie nous voyons que, sur 200 existences en jeu, nous avons, pour l'accouchement prématuré provoqué, une mortalité totale de 21,4 p. 200, et cela sans risques pour les mères, tandis qu'avec la symphyséotomie cette même mortalité totale est de 25 p. 200 (dont 12 décès pour les mères) sans compter les complications de toutes sortes, immédiates et éloignées, dont sont souvent victimes les opérées.

Voyons maintenant ce qu'a donné la céphalométrie externe.

Si nous rapprochons ces 14 cas de ceux déjà cités nous avons le tableau suivant :

Perret, Th. Paris, 1894. — (80 cas) :

$$
\begin{array}{ll}
9 \text{ fois erreur de} & 0^{mm} \\
30\ldots\ldots\ldots\ldots & 1,96 \\
41\ldots\ldots\ldots\ldots & 1,92
\end{array}
$$

Dubrisay et Perret, Société Obst. de France, 1896. — (14 cas) :

$$
\begin{array}{ll}
4 \text{ fois erreur de} & 0^{mm} \\
2\ldots\ldots\ldots\ldots & 2 \\
8\ldots\ldots\ldots\ldots & 1
\end{array}
$$

Constans, Th. Paris, 97. — (16 cas) :

$$
\begin{array}{ll}
5 \text{ fois erreur de} & 0^{mm} \\
5\ldots\ldots\ldots\ldots & 1 \\
4\ldots\ldots\ldots\ldots & 2 \\
1\ldots\ldots\ldots\ldots & 3 \\
1\ldots\ldots\ldots\ldots & 17
\end{array}
$$

Denys, Th. Paris, 97. — Sommet, 45 cas :

$$
\begin{array}{ll}
10 \text{ fois erreur de} & 0^{mm} \\
27\ldots\ldots\ldots\ldots & 3,6 \\
1\ldots\ldots\ldots\ldots & 6 \\
4\ldots\ldots\ldots\ldots & 7 \\
2\ldots\ldots\ldots\ldots & 8 \\
1\ldots\ldots\ldots\ldots & 15
\end{array}
$$

Denys, Th. Paris, 97. Siège. — 6 cas.

1 fois erreur de 0^{mm}
1................... 1
1................... 2
2................... 3
1................... 5

Denys, Th. Paris, 97 (Accouchements
provoqués). — (3 cas) :

1 fois erreur de 1^{mm}
1................... 2
1................... 3

Weill, Th. Paris, 99 (Accouchements
provoqués). — (8 cas) :

2 fois erreur de 0^{mm}
6................... 1

Accouchements provoqués à la clinique
Tarnier du 1er novembre 98 au 1er novembre 99. — (14 cas) :

4 fois erreur de 0^{mm}
5................... 1
3................... 2
1................... 4
1................... 7

Total... 186 cas sur lesquels 36 fois l'erreur commise a été
nulle, 140 fois elle a été au-dessous ou au plus égale à 5 millimètres
et enfin 10 fois seulement elle a dépassé ce dernier chiffre. Sur
ces 10 cas 8 appartiennent à la thèse de Denys.

Dans l'avant-dernière observation de 99, nous avons une erreur
de 7 millimètres ; mais il faut noter que cette femme, ayant subi
une symphyséotomie antérieure il lui en était resté une sensibilité
et des adhérences telles que le palper était impossible chez elle.

Conclusions.

Ce qui ressort clairement de ce que nous venons de voir, c'est
que de jour en jour le traitement des viciations du bassin apparaît comme devant être bien souvent la provocation du travail à
une époque ou le fœtus, ayant atteint un développement qui
assure sa vitalité, peut cependant encore franchir la filière pelvienne.

La céphalométrie externe contribue puissamment à indiquer
d'une façon précise à quel moment l'accouchement doit être provoqué.

Elle permet d'attendre, sans se préoccuper de la date des dernières règles, que le fœtus ait atteint le plus grand développement possible, sans cependant que son volume soit tel qu'il ne puisse franchir le détroit supérieur.

Cela se voit surtout dans les observations n°ˢ 123, 196, 252, 1567, 1570.

Toutes ces femmes, en effet, paraissaient, d'après leurs règles, être à terme depuis un certain temps déjà lorsqu'on a provoqué le travail chez elles. La céphalométrie externe nous guidait et nous indiquait que le volume du fœtus n'était pas en rapport avec l'âge de la grossesse calculé d'après la date de ces dernières règles.

Le cas le plus typique est celui du n° 1567.

D'après ses règles, cette femme est à terme à la fin d'octobre ; mais le diamètre B. P., mesuré le 15, n'était que de 80 millimètres ; il était de 83 le 25, on suit le développement de cette tête fœtale et ce n'est que le 20 novembre, presque dix mois après la fin de ses dernières règles que la céphalométrie externe nous indique qu'il faut provoquer le travail, et cela nous donne un enfant de 3220 gr.

Dans l'Obs. n° 1693, la femme ne sait pas quand elle a eu ses régles pour la dernière fois.

La céphalométrie externe vient nous éclairer et, le 20 décembre, l'accouchement provoqué donne naissance à un enfant pesant encore 3220 grammes.

Il faut bien remarquer aussi que, de tous ces enfants prématurés, un seul, le n° 1309, peut être considéré comme débile ; tous les autres, en effet, pèsent plus de 2500 grammes, et cet enfant est justement celui chez lequel nous avons commis une erreur de 7 millimètres en mesurant la tête, erreur due à une symphyséotomie antérieure.

Enfin, pour avoir les meilleurs résultats, on devra s'efforcer d'obtenir un accouchement spontané.

Pour cela il ne faudra pas trop se hâter d'intervenir, et ne le faire qu'en cas de danger pour la mère ou pour l'enfant, car quel que soit le mode d'intervention auquel on aura recours, il est certain que, si la mère ne court aucun risque il n'en est pas toujours de même pour son enfant.

www.ingramcontent.com/pod-product-compliance
Ingram Content Group UK Ltd.
Pitfield, Milton Keynes, MK11 3LW, UK
UKHW021141140726
13695UKWH00005B/1918